AF375753

ÉTUDE CRITIQUE

DE LA

RESECTION COSTALE

DANS

LA PLEURÉSIE

PAR LE

Dr G. DUCROT

LYON

IMPRIMERIE DU SALUT PUBLIC

Bellon, rue de la République, 33

1885

THÈSE POUR LE DOCTORAT

ÉTUDE CRITIQUE

DE LA

RESECTION COSTALE

DANS

LA PLEURÉSIE

PAR LE

Dr G. DUCROT

LYON

IMPRIMERIE DU SALUT PUBLIC

Bellon, rue de la République, 33

1885

AVANT PROPOS

De nombreuses méthodes ont été, depuis les temps les plus reculés, appliquées au traitement de l'empyème.

En 1874, la résection costale, antérieurement pratiquée dans quelques cas exceptionnels, fut préconisée à Lyon comme méthode générale, applicable au traitement des fistules pleurales rebelles, pour répondre à une indication bien déterminée, celle de favoriser le rapprochement des côtes vers le poumon.

Bien que cette question ait déjà été traitée plusieurs fois, nous nous sommes permis d'aborder ce sujet puisqu'il n'a jamais été à Lyon l'objet d'un vj

travail d'ensemble, et pourtant il est intéressant
pour notre ville, puisque les Chirurgiens lyonnais
en ont été les promoteurs. Nous avons cru pouvoir aborder ce sujet, pensant que la publication
de nouvelles observations pourrait être de quelque
utilité et contribuer à la généralisation du procédé
opératoire.

Nous diviserons notre Mémoire en plusieurs
chapitres.

1° Historique.
2° Observations.
3° Indications.
4° Contre-Indications.
5° Traitement.
6° Manuel opératoire.
7° Pansement.
8° Résultat.
9° Conclusion.

Avant d'entrer en matière, nous prions M. le
Professeur Poncet d'accepter nos sincères remer-
ciments pour les observations qu'il a bien voulu
nous donner et la bienveillance qu'il a montrée en

acceptant la présidence de notre thèse. Que M. le Professeur Ollier, ainsi que MM. Pollosson et Levrat, professeurs agrégés, veuillent agréer l'expression de notre respectueuse reconnaissance pour les diverses observations qui ont servi à ce travail.

HISTORIQUE

Si l'on remonte aux temps les plus reculés de l'Histoire de la Médecine, on peut dire que, pendant longtemps, l'intervention chirurgicale fut très timide en ce qui concerne le traitement des collections pleurales purulentes. L'ouverture spontanée était souvent la règle. Néanmoins, l'incision au bistouri, les perforations costales, l'ouverture par les caustiques ont été employées à diverses reprises par les chirurgiens.

En 1846, Laënnec, Trousseau et Reybard n'hésitèrent pas à pratiquer la ponction dans les épanchements pleurétiques, quelqu'en fût le caractère (*Bulletin de l'Académie de Médecine*, 1846).

Marotte, dans un Mémoire qu'il lut devant la Société des Hôpitaux de Paris, 1864, est le premier qui ait fait une distinction entre le traite-

ment des épanchements séro-fibrineux et purulent.
Il déclarait que l'incision était l'opération radicale
dans les épanchements purulents pour amener la
guérison.

Booditch, dans le Mémoire qu'il publia dans le
Journal américain des Sciences médicales, 1852,
conseillait l'aspiration dans tous les épanchements
thoraciques; dans le même journal, il soutenait
qu'il n'y avait à redouter aucun mauvais résultat
et que l'on ne pouvait pas extraire autrement le
liquide purulent d'une façon efficace.

En 1857, Walter reséqua un pouce de la huitième
côte pour s'assurer si c'était une carie costale qui
entretenait la suppuration prolongée; l'examen lui
montra qu'il s'agissait d'une pleurésie.

En 1859, Roser de Marburg (cas de pleurésie
chronique), reséqua une portion de côte pour
maintenir béante la fistule qui s'était fermée par
le fait même de l'affaissement thoracique.

En 1869, Simon de Heidelberg, reséqua un
fragment d'une côte de la longueur de sept centimètres, située au-dessus de la fistule, dans le but
d'amener un rapprochement entre les feuillets de
la plèvre. Ce chirurgien n'avait en vue que l'évacuation du foyer purulent en ouvrant une large
voie d'écoulement au pus.

De tout temps, la resection costale fut pratiquée,
mais on ne la faisait que dans les cas de fracture,
carie, nécrose des côtes, hémorragie intercostale,
ou bien dans les cas de hernie ou de blessure du

poumon. Les chirurgiens l'employèrent aussi dans le but d'évacuer le pus de la cavité pleurale ; mais ils ne la pratiquèrent pas dans le but de rapprocher les deux feuillets de la plèvre et d'amener l'affaissement de la cage thoracique.

C'est, à partir de 1874, que M. Gayet, ayant toujours eu recours à l'aspiration continue, et voyant que l'incurvation des côtes n'était pas assez grande pour que le feuillet pariétal pût s'accoler au feuillet viscéral, proposa la resection costale. Grâce à cette opération, un large espace de la paroi thoracique deviendrait mobile. Les côtes pourraient s'incurver en dedans et arriver en contact avec le poumon qui était tenu accolé fortement contre la colonne vertébrale par des membranes de nouvelle formation. Sous l'inspiration de M. Gayet, M. Chabalier, dans la thèse qu'il présenta le 27 février 1875, s'exprime en ces termes : « Quand on voit que la fistule, par suite de la non diminution de la cavité, n'a aucune tendance à se fermer par le fait de la production de néo-membranes qui maintiennent le poumon accolé contre la colonne vertébrale, on doit faire la resection de plusieurs centimètres d'une côte, plus ou moins, suivant la grandeur de la cavité, afin d'avoir une paroi mobile qui puisse s'incurver pour s'accoler avec l'autre paroi qui est rigide. La gravité de l'empyème autorise parfaitement ce mode d'intervention pour arriver à produire une paroi mobile ; je veux parler de la resection de

plusieurs centimètres d'une côte. Nous tenons de
M. Gayet, qu'il est parfaitement décidé à agir
ainsi la première fois qu'il en aura l'occasion. »

« L'obstacle à la guérison, dit M. Gayet, était
l'impossibilité de retrait de la paroi costale. »

En conséquence, il proposait pour favoriser ce
retrait l'aspiration continue et, si cela ne suffisait
pas, la resection d'une ou plusieurs côtes.

Le 6 janvier 1875, M. Létiévant fut amené à
faire la resection costale pour arrêter un hémorrhagie qui était survenue à la suite du drainage d'un
empyème et qui avait résisté à tous les moyens.
Il réséqua 4 centimètres des 7e et 8e côtes ; cette
opération fut couronnée de succès. Ce chirurgien
publia son observation et démontra que la resection qu'il avait faite avait non-seulement favorisé
le libre écoulement du pus et facilité les injections
détersives ou autres, mais encore qu'elle avait
aidé au rapprochement des parois de la cavité purulente, en rétractant fortement à ce niveau la
paroi costale : telles sont ses propres paroles.

« La formation, dit-il, par resection des côtes,
d'une fenètre à la paroi thoracique a, dans cette
circonstance, non-seulement favorisé le libre écoulement du pus et facilité les injections détersives
ou autres, mais encore elle a aidé au rapproche-

Un mot sur l'historique de l'opération dite d'Eslander (M. Maurice
Pollosson, professeur agrégé de la Faculté (*Lyon-Médical*, 24 février
et 23 novembre 1884).

ment des parois de la cavité purulente en rétractant fortement à ce niveau la paroi costale A ce dernier point de vue, cette pratique est un acheminement dans la voie où conduit l'idée de la mobilisation des parois thoraciques en pareilles circonstances... » *Société de Chirurgie,* séance du 7 juillet 1875.

Dans sa séance du 9 janvier 1884, M. Létiévant rappelle qu'il en opéra plusieurs en l'année 1875. C'est ainsi que s'exprime l'éminent chirurgien : « Persuadé des idées que j'avais avancées, fort d'un premier succès, je résolus de mettre de nouveau ma méthode en application ; je fis demander des empyèmes dans mon service ; on m'en envoya plusieurs successivement ; j'en opérais trois, entre autres les premiers dès l'année 1875. Toutes ces opérations furent faites publiquement dans mon service, devant une nombreuse assistance, d'après la méthode que j'avais suivie dans l'observation publiée, et toutes dans le même but, de mobiliser le thorax (1) ». M. Létiévant avait donc en vue non-seulement la libre évacuation du pus, mais encore le retrait de la cage thoracique, son affaissement dans le but d'oblitérer la cavité.

En 1879, le docteur Estlander d'Elsingfors, dans les cas d'empyème chronique, propose de faire la resection des côtes. « C'est, dit-il, lorsque le pou-

---

(1) *Bulletin de Société de Chirurgie,* 1875.

mon refoulé et colé le long de la colonne vertébrale ne peut se dilater et se rapprocher des côtes. On doit enlever sur la ligne axillaire trois à six morceaux de côtes, ayant 3 à 6 centimètres de longueur, en conservant le périoste. L'opération est pratiquée avec l'antisepsie la plus rigoureuse. On place de grands tubes à drainage dans la cavité pleurale, et on place un pansement antiseptique général sur le tout. » Le professeur Estlander a pratiqué, en 1879, cette opération huit fois ; il a eu six succès.

Bien que M. Berger (1) soutienne que ce chirurgien en soit le promoteur, nous ne sommes pas de son avis ; nous attribuons la découverte de ce procédé aux chirurgiens Gayet et Létiévant. En effet, M. Gayet a posé les indications de cette opération en 1874, et, en 1875, M. Létiévant la pratiqua.

Mais on peut dire qu'Estlander a été le vulgarisateur de cette méthode. Il a démontré que la resection costale, faite sous les garanties de l'antisepsie la plus stricte, est une opération facile et inoffensive. C'est, à partir de l'année 1879, qu'elle est entrée dans la pratique.

---

(1) *Bulletin de la Société de Chirurgie*, année 1884.

OBSERVATIONS

Nous devons à l'extrême bienveillance de MM. les docteurs Poncet, Ollier, Pollosson et Levrat les observations suivantes. Ce sont ces faits qui ont servi de base à notre modeste travail. Les détails qu'elles contiennent montrent quel bénéfice on peut retirer de l'emploi de la résection costale dans les cas graves. La lecture de ces faits nous montre que l'intervention a toujours été suivie d'une amélioration immédiate, si ce n'est constamment d'un succès définitif.

OBSERVATION I.

Service de M. A. Poncet

M. A. Poncet présente, au mois de novembre 1882, un malade auquel il a prat'qué, il y a trois mois et demi, la résection partielle de trois côtes pour une pleurésie purulente chronique. M. Poncet a eu recours à l'opération d'Estlander (1); il se préoccupait, en effet, non-seulement d'avoir une large ouverture pour l'écoulement du pus, mais encore de mobiliser la paroi thoracique.

Il s'agit d'un jeune homme de 15 ans, entré à l'hôpital de la Croix-Rousse, dans le service de M. Poncet, le 11 mai 1882.

Dans le courant du mois d'août 1881, le malade, entré à l'hôpital de la Charité pour une fièvre typhoïde, fut atteint de pleurésie purulente du côté gauche. M. le docteur Cusset, qui fut ultérieurement appelé à voir ce jeune homme dont l'état était extrêmement grave, pratiqua à quelques jours de distance trois thoracentèses qui donnèrent issue à cinq litres environ de pus.

Au mois de novembre, séjour à l'hôpital de la Croix-Rousse dans le service de M. le docteur Clément. Sur ces entrefaites une vomique purulente s'était déclarée, le malade crachait en abondance un liquide purulent verdâtre et d'odeur fétide. Une tumeur fluctuante apparut bientôt au niveau des piqûres, près de l'angle inférieur de l'omoplate; trois applications de pâte de canquoin permirent au pus de s'écouler au dehors. Une amélioration notable succéda à l'ouverture de l'abcès, quoique l'orifice de communication avec la cavité pleurale fût très-étroit.

Lorsque le malade quitta l'hôpital, le 3 février 1882, l'état général était assez satisfaisant, les urines ne contenaient pas d'albumine, mais la face était un peu bouffie. La plaie produite par le canquoin était en voie de cicatrisation et l'on ne trouvait plus de signe de pneumothorax, ni de pyothorax; quant à l'expectoration purulente, elle était toujours abondante, mais sans odeur. A peine rentré dans sa famille, le malade cracha une grande quantité de pus, son

---

(1) Voir *Lyon-Médical*, 1882. *Revue mensuelle de Médecine et de Chirurgie* (1879).

état général devint de plus en plus mauvais, et lorsque, dans les premiers jours de mai, il se présentait à l'examen de M. Poncet, on constatait tous les signes d'un épanchement purulent occupant une grande étendue de la plèvre.

Le malade pouvait à peine marcher sans éprouver une dyspnée intense, il existait un peu d'œdème des membres inférieurs et un léger nuage d'albumine dans les urines.

La matité était absolue en arrière jusqu'à la sixième côte, et dans les vingt-quatre heures, le malade expectorait trois quarts de litre de pus, environ la valeur de deux crachoirs de nos salles d'hôpital ; à plusieurs mètres de distance, on percevait la succussion hippocratique. A cette époque, le petit malade pesait 38 kilog.

Du 11 mai au 18 juillet, malgré un traitement médical régulier, l'enfant perdit ses forces, la quantité d'abumine avait notablement augmenté dans les urines, l'expectoration purulente était aussi abondante que par le passé, et l'état local ne s'était en rien modifié.

Le 18 juillet, M. Poncet, spécialement assisté de MM. les docteurs Bouveret et Cusset, pratique sur la ligne axillaire, là où l'épaisseur de la couche musculaire est moindre, une incision de 0,07, correspondant au sixième espace intercostal. Deux fragments, longs de 3 à 4 cent. des 6e et 7e côtes, furent excisés avec un sécateur après dénudation préalable du périoste qui était complètement sain ; l'incision des parties molles, prolongée par en bas, permit l'ablation d'un troisième fragment de même dimension, appartenant à la 8e côte.

M. Poncet insiste sur la simplicité du *modus faciendi* et l'absence de toute hémorrhagie par blessure des intercostales qui, logées dans une rainure osseuse, sont refoulées et mises à l'abri avec le périoste dénudé. L'incision de la plèvre notablement épaissie, donne issue à un litre et demi de pus environ. Par cette ouverture de 3 à 4 cent. environ, le doigt introduit sentait à peu de distance les mouvements du cœur, et au-dessous, à peu près à 2 centim., rencontrait le plancher formé par le diaphragme, un long stylet introduit remontait jusqu'au sommet de la cage thoracique. Un drain volumineux, d'une longueur de 20 cent., s·igneusement fixé au dehors, fut placé dans la cavité pleurale qui, à partir de ce jour, fut soumise matin et soir à des lavages avec une solution salicylée faible.

Les suites de l'opération furent des plus simples, le sur-léndemain et pendant deux jours; la température s'élève, le soir, à 39°, pour dépasser ensuite à peine 38° et devenir bientôt à peu près normale.

Les 22 et 23 juillet, il y eut de nouveau quelques crachats purulents; mais déjà, à la date du 5 août, le malade avait engraissé de 1,100 grammes, et le 18 août, on notait la disparition complète de l'albumine dans les urines; le 19 août, le malade avait augmenté de 3 kil. 600 grammes.

Lorsque le 25 octobre dernier, M. Poncet, qui avait quitté son service le lendemain de l'opération et depuis lors n'avait pas revu le malade, l'examina, il le trouva méconnaissable comme aspect général. L'enfant, de pâle et maigre, était devenu gras, bien portant; par les drains restés en place, mais que l'on avait à diverses reprises diminués comme longueur, comme calibre, s'écoulait à peine quelques grammes de pus dans les 24 heures. On entendait le murmure vésiculaire sur toute la hauteur du poumon; la mensuration donnait une différence de 3 cent. au-dessous du mamelon, entre le côté gauche du thorax et le côté droit; le malade pesait 9 kilog. de plus que le jour de l'opération.

Le 7 novembre, le drain fut complètement enlevé. Aujourd'hui, fait remarquer M. Poncet, la cicatrisation est complète; à l'auscultation, on entend partout la respiration, le malade est complètement guéri. Il pèse non plus 38, mais 52 kilog.

Observation II. — **Pleurésie droite.**

Pirot (Jean), 25 ans, célibataire, ajusteur, entré le 15 août 1884, à l'Hôtel-Dieu. Mère morte à l'âge de 55 ans de maladie de poitrine. Père mort à la suite d'une amputation de la jambe. Deux frères et une sœur bien portants ; une sœur atteinte d'ostéite à la jambe.

A l'âge de 16 ans, il eut une fièvre intermittente ; il est resté quinze jours au lit ; quinze jours en convalescence. Le 13 août 1884, il est entré à la salle St-Augustin (service de M. Gignoux) pour une fièvre typhoïde.

Traitement. — Douches froides, bains pendant huit jours.

5 septembre 1884. — Point au côté droit ; vésicatoire ; ponction ; plus tard empyème ; on place deux drains. Chaque jour, il sortait beaucoup de pus, environ un 1/2 litre pendant huit jours. Au bout d'un mois, on a retiré un drain. Le malade est allé à Longchène, et il y est resté deux mois. Au moment où M. Pollosson vit le malade, il présentait une fistule pleurale, reste de son opération. Cette fistule ne permettait que difficilement l'évacuation du pus, et le malade avait une température de 39 à 40°. Il était dans un mauvais état général.

Le 26 janvier, M. Pollosson lui fit la résection de 0 m. 10 de la cinquième et la sixième côte ; on introduisit un drain d'une longueur de 0 m. 10 et large d'un centimètre ; on lui fit des lavages avec de l'eau phéniquée. A la suite de l'opération, la température tomba, le pus s'écoula facilement, et la cicatrisation de la plaie opératoire se fit en quelques jours.

Au mois de mars, il est sorti de l'hôpital, et il y est rentré le 16 mai. On a mis un drain plus long ; il y a eu de l'amélioration.

Au mois de juin, en faisant le lavage avec de l'eau boriquée trop forte, il eut une syncope ; elle dura fort peu de temps.

27 juin. — Etat actuel : A la percussion, matité à la base droite ; à l'angle inférieur de l'omoplate, un peu moins de matité. Respiration plus obscure à droite. Longueur du drain de o m. 10.

Périmètre thoracique. — Le côté malade a une diminution de o m. o3.

Côté sain, o m. 43. — Côté malade, o m. 40.

3 juillet. — Crayon d'iodoforme dans la cavité.

4 juillet. — Crayon d'iodoforme ; nitrate d'argent.

5 juillet. — Crayon d'iodoforme ; nitrate d'argent.

18 juillet. — Nitrate d'argent.

20 juillet. — A la percussion, toujours matité à droite. Le côté malade mesure encore o m. 40 ; le côté sain mesure o m. 43.

Observation III,

Nicolas (Jean-Louis), âgé de 39 ans, veuf, entré à l'Hôtel-Dieu le 7 mai 1882. (Pleurésie multiloculaire gauche). Mère morte de maladie de cœur ; père mort d'attaque d'apoplexie ; frère mort d'une maladie de cœur ; sœur rhumatisante ; femme morte de maladie de poitrine.

A l'âge de 22 ans, il alla dans les colonies et y resta pendant trois ans. Il eut pendant un mois la fièvre jaune.

Depuis 1872, il exerça le métier de serrurier ; il n'eut plus la fièvre. Au mois de janvier 1882, il eut une hémoptysie. La même année, il entra dans le service de M. Teissier (Hôtel-Dieu) et y resta quatre mois pour une pleurésie aiguë gauche, depuis le mois de mars jusqu'au mois de juin. On lui appliqua à son entrée douze ventouses scarifiées. Il a été à Longchène pendant un mois, après lequel il est rentré chez lui. Il a fait une rechute au mois de septembre, et est entré à la salle Saint-Bruno, chez M. Gignoux, remplacé par M. Chappet, le 15 septembre 1882.

27 septembre. — M. Chappel fit une ponction et retira 3 litres 1/2 de liquide ayant une couleur de bière. Nouvelle ponction le 15 octobre, au dessous du sein gauche. M. Gignoux prit son service le 30 octobre. Le malade fut atteint de la fièvre scarlatine qui lui a duré environ huit jours.

22 octobre. — Empyème; incision de la peau et introduction de deux drains ; lavage avec eau phéniquée; dans le même service, lavage teinture d'iode, baume du Pérou.

17 octobre 1883. — M. Soulier l'adressa à M. Poncet, à l'hôpital de la Croix-Rousse. A son entrée, à l'examen, les battements du cœur se faisaient sentir à droite. Matité presque complète au côté droit ; pas d'albumine dans l'urine. Quand on lui faisait les lavages à l'eau phéniquée, le liquide rendu par la poche avait une couleur de bière. M. Poncet fit alors la résection des 3ᵉ, 4ᵉ et 5ᵉ côtes sur 3 à 4 centimètres. Gros drain. Sortie d'une grande quantité de liquide. Lavage avec eau phéniquée.

M. Augagneur prit le service au mois de mars 1884. Il fit les mêmes pansements. Le malade fut envoyé à Longchène au mois de mars 1884. A cette époque, un abcès commençait à se former près du sein ; le malade eut une syncope en lavant sa plaie avec une solution boriquée trop froide. Il revint à l'hôpital de la Croix-Rousse le 22 avril 1884 jusqu'au mois de septembre de la même année. Pendant son séjour, l'abcès fut incisé; après avoir sondé la plaie, on mit un grand drain de 0ᵐ18 sortant par les deux ouvertures de la plaie. Grand soulagement. Eau boriquée (1).

Le malade alla à Longchène, le 15 septembre 1884, et revint le 12 novembre à l'Hôtel-Dieu. On lui fit un lavage,

______

(1) Cavité en haut, 0ᵐ04 ⎱ Contenu, 3 litres.
    — en bas, 0ᵐ08 ⎰
    — en profondeur, 0ᵐ30 à 0ᵐ30. Sonde dirigée vers la colonne vertébrale.

deux fois par jour, avec l'acide salicylique. L'ouverture donnait alors un bon verre et demi.

Au moment où M. Polosson pratiqua la 2ᵉ opération, l'état général du malade était satisfaisant; mais il existait une fistule qui donnait toujours du pus, et le malade réclamait une nouvelle intervention.

Le 5 janvier 1885, M. Pollosson pratiqua la résection des troisième, quatrième et cinquième côtes, sur une longueur de 3 à 5 centimètres. Les côtes réséquées par M. Poncet étaient arrivées au contact et réunies par un tissu osseux hypertrophié et raréfié. Une fois la résection faite, en explorant le trajet fissuleux ; le doigt pénétrait dans un trajet à peu près de son volume qui se dirigeait en haut et en arrière vers le sommet du poumon. La plèvre pariétale fut incisée le long de la résection costale. Il restait au-dessous un cul-de-sac au fond duquel le doigt n'arrivait pas. On fit après l'opération des lavages avec l'eau boriquée. Dans l'espace de huit jours, le pus se réduisit à une bonne cueillerée à bouche ; il était séro-purulent. Le drain était de 0 m. 06. La poche était diminuée des deux tiers. Des lavages boriqués tous les deux jours.

Etat actuel. — 27 juin. — Au sommet gauche, à la percussion, matité ; à l'auscultation, respiration très obscure.

A l'angle inférieur de l'omoplate (côté gauche), un peu moins de matité, plutôt du tympanisme. Pectoriloquie aphone à l'angle inférieur de l'omoplate. On dirait un hydropneumothrax.

Mensuration.

Côté malade, 0,38, au-dessous de l'aisselle, côté sain, 0,45.

    —   0,36, au niveau du mamelon,   —   0,45.

    —   0,38, au niveau de l'appendice xyphoïde, 0,45.

1ᵉʳ juillet. — Quand la poche est pleine, et ne donne pas le malade éprouve des douleurs névralgiques dans le cou et à la nuque. Aussitôt que la poche est vide, le malade éprouve un grand soulagement.

Le drain est long de o m. o6.

3 juillet. — Trois cuillerées à bouche de liquide citrin et rougeâtre s'écoulent de la fistule en faisant le lavage avec l'acide borique. On a mis un drain de o m. 12 de longueur ; il s'est écoulé un plein verre de liquide séro-purulent.

6 juillet. Teinture d'iode. Respiration moins obscure. La respiration se fait mieux entendre au sommet gauche.

20 juillet. — La respiration est devenue plus obscure au sommet gauche. Pectoriloquie aphone à l'angle inférieur de l'omoplate et un peu moins de matité à ce niveau. Il s'écoule toujours de la fistule une assez grande quantité de liquide séro-purulent.

23 et 24 juillet. — Le malade ne peut pas supporter le lavage ; quand il le fait, il tousse. Il s'écoule de la fistule du liquide séro-purulent et hémorrhagique. Les solutions boriquées sont 40/1000.

25 juillet. — A la percussion, matité au sommet gauche ; quand on le fait tousser, à l'auscultation on perçoit une espèce de clapotement ; quand on le fait compter, on entend une voix quelque peu chevrotante. C'est surtout près du bord interne de l'omoplate, qu'existe la pectoriloquie aphone. Matité dans toute l'étendue du côté gauche.

Dans la région claviculaire gauche, à la percussion, matité, et à l'auscultation, respiration obscure.

OBSERVATION IV.

Service de M. le professeur Ollier.

Pyopneumothorax traumatique (coup de feu). — Pleurésie purulente. — Drainage de la plèvre. — Mort. — Autopsie.

Paul Courtois, 18 ans, entre à la salle St-Sacerdos, n° 12, le 30 mars 1881. Deux mois avant il reçut accidentellement toute la charge de son fusil sur la paroi antérieure droite de la poitrine, au-dessous de la clavicule et de l'apophyse coracoïde. Le fusil avait une abondante charge de plomb n° 10.

Hémorrhagie abondante qu'on arrêta avec du linge brûlé et l'application de 22 sangsues. Il garda le lit un mois environ; il ne souffrait pas, respirait assez bien, mais dépérissait. A ce moment, étant sorti à la fraîcheur, il se mit à tousser, et le médecin diagnostiqua alors une pleurésie droite, qu'il traita par des vésicatoires ; il ne s'améliora cependant pas.

A l'entrée du malade, on constate un notable aplatissement latéral de la poitrine à droite. Sonorité exagérée au sommet en avant; matité dans les deux tiers inférieurs en arrière. Tintement métallique; succussion hippocratique Pas de bruit d'airain; souffle voilé le long de la colonne, surtout en haut. Respiration et sonorité exagérées du côté gauche.

Il n'y a jamais eu de vomique.

Fistule au niveau du 3ᵉ espace intercostal droit, tout à fait près de l'aisselle. Nombreuses matières et grains de plomb. Aucun trouble paralytique des membres supérieurs. Dans la respiration tout le côté droit de la poitrine est immobilisé ; les côtes sont très saillantes, limitant les dépressions intercostales.

La santé antérieure du malade était très bonne, et il n'a aucun antécédent tuberculeux héréditaire.

Actuellement il est très maigre et très pâle; faiblesse extrême, pouls petit, pas d'appétit. Il tousse peu et ne présente aucun attribut de tuberculose.

4 avril. — Pendant l'anesthésie, on agrandit l'ouverture fistuleuse et on retire des fragments d'étoffe et de bourre, ainsi que des grains de plomb. Le stylet arrive sur la 3ᵉ côte dénudée et présentant des inégalités en escalier qui font penser à une fracture, sur sa face externe. Drainage du trajet, sans pénétrer dans la plèvre.

5 avril. — Abondant écoulement de pus fétide. Rien ne s'est modifié dans les signes stethoscopiques.

7 avril. — Rien de nouveau, si ce n'est qu'on ne perçoit pas les bruits de la succussion hypocratique. Diarrhée ; sous-nitrate de bismuth.

8 avril. — Anesthésie. Avec le stylet et le doigt, on reconnaît de nouveau la fracture ; alors, le bras étant fortement relevé, on mine la paroi antérieure de l'aisselle, et on va à la recherche de la côte ; on doit faire de nombreuses ligatures.

On écarte avec des crochets le paquet vasculo-nerveux bien reconnu, et on dénude bien complètement la troisième côte de son périoste ; on la sectionne avec les cisailles, puis, isolant la face profonde d'un des fragments de la plèvre épaissie, on coupe ce fragment à 3 cent. de la première section.

Avec le doigt et le stylet, on ouvre la cavité pleurale ; un flot énorme de pus se précipite par l'ouverture : il est crémeux mais d'une affreuse fétidité, il s'en écoule environ deux litres. Une sonde uréthrale molle, introduite dans la plèvre, est arrêtée d'abord par le poumon ou la paroi (?) à 5 cent. environ; puis elle se recourbe en bas et disparaît entièrement. Comme par elle l'écoulement se fait assez mal, en raison de sa situation, on songe à faire une contre-ouverture inférieure.

On pratique, au-dessous et en dehors de l'omoplate, sur le trajet visible de la 7ᵉ côte, une incision cutanée de 5 cent., les muscles coupés, l'os dénudé de son périoste, avec les mêmes précautions qu'en haut, et sans blesser nullement l'artère intercostale, on en résèque encore trois cent. environ, plutôt plus que moins. La plèvre est ouverte, et il sort encore par là environ trois quarts de litre du même pus. Une grosse sonde est placée à demeure en bas, une en haut, et on fait un abondant lavage avec l'eau salicylée tiède. Quand elle ressort à peu près propre, on s'arrête et on panse antiseptiquement.

29 avril. — Depuis l'opération dont les suites immédiates ont été d'une grande simplicité, l'amélioration générale a été

continue et progressive; le faciès est meilleur, l'appétit est revenu, il n'y a plus de diarrhée. La température qui, avant l'opération, oscillait le soir, entre 39°5 et 40°, a progressivement diminué. Du 16 au 26, elle n'est pas montée à 39° le soir et à 38° le matin. Certains jours cependant, comme aujourd'hui, il y a une légère poussée, peut être cela tient-il à un lavage négligéou moins bien fait. On en a fait régulièrement tous les jours au moins un, et souvent deux. L'odeur de la suppuration est toujours très fétide. De la plaie quelques grains de plomb sortent de temps en temps ; le malade les recueille avec soin.

10 juin. — Pendant tout le mois de mai, la température a suivi une courbe à peu près identique : oscillation de sept à huit dixièmes du matin au soir, entre 37° 8 et 38° 8. L'amélioration générale s'est affirmée. On a continué les mêmes lavages fréquents. Toujours issue de quelques plombs.

17 juin. — Départ pour Longchêne. Pendant son séjour à la campagne, on a raccourci le drain antérieur, la suppuration a diminué. En juillet, érysipèle qui a simplement compromis l'état général pendant un mois environ. Puis il s'est assez bien rétabli. Vers la fin d'août, une irrigation abondante a fait sortir par la plaie antérieure, des fragments d'étoffe et trois plombs.

18 novembre. — Rentrée à Saint-Sacerdos. Le malade a engraissé; néanmoins il a peu d'appétit et a de la fièvre, peu vive, d'ailleurs, tous les soirs. On constate que l'aplatissement du côté droit de la poitrine s'est beaucoup accentué. Sonorité tympanique de toute la face postérieure du poumon gauche, contrastant avec la matité absolue des trois quarts supérieurs du poumon droit. Toutefois, tout à fait en bas, contre la colonne, la matité est un peu moindre.

A gauche, en arrière, respiration forte, supplémentaire. A droite tout à fait au sommet, grande obscurité, mais non silence absolu ; en descendant le long de la colonne, on perçoit du souffle expiratoire dans la zone mate.

L'auscultation de la voix donne en haut de la broncho-phonie, en bas de l'égophonie. En avant, à droite, respiration très rude, presque soufflante, exploration prolongée, pas de bruit métallique.

25 décembre. — Le malade, sans avoir éprouvé pendant son séjour à l'Hôtel-Dieu, une grande amélioration, retourne à Longchène. Il redoute cet hôpital à cause de l'érysipèle qu'il y a eu.

Ces craintes étaient justifiées puisque vers le 15 janvier 1882, le malade mourait ; nous n'avons rien pu recueillir sur les accidents qui ont marqué les derniers jours de sa vie.

Autopsie. — Poumon gauche sain, plèvre saine.

Cœur, sain.

Foie plus que doublé de volume, graisseux et donnant les réactions de la matière amyloïde.

Reins énormes, amyloïdes.

Rate un peu hypertrophiée, pâle.

Encéphale : légère conjection des méninges. Pas plus là qu'en un autre organe d'ailleurs, on n'a rien trouvé qui ait pu passer pour de la tuberculose.

Plèvre et poumons droits. — L'ouverture du thorax pratiquée au niveau des fistules, fait voir une poche allongée, de 20 cent. environ de hauteur, sur 5 de largeur, dont le sommet correspond à la fistule supérieure, dont, au contraire, l'extrémité inférieure descendait à 8 cent. plus bas que la fistule postéro-latérale.

Les parois de cette poche sont recouvertes d'une membrane grisâtre, parsemée de points ou plutôt d'îlots de couleur noirâtre et répandant une odeur fétide insupportable.

La paroi postéro-externe est constituée par les côtés L'affaissement du thorax a déterminé leur rapprochement, les espaces intercostaux sont tellement effacés qu'ils n'admettent même pas un stylet. Pour arriver dans la poche, en attaquant cette paroi, il eut donc fallu, pour le moins, réséquer une côte, ce qui n'eut encore permis qu'un très faible accès.

La paroi antéro-interne est formée par le poumon, refoulé et condensé vers son hile, mais ne présentant pas trace de tubercules.

La poche ou le sinus inférieur, contenant environ 50 grammes de liquide purulent et fétide qui n'avait aucune tendance à s'échapper au dehors, le drain inférieur se trouvant placé bien au-dessus de lui. Tout à fait au fond du sinus, existait une très notable quantité de plombs n° 10, dont quelques-uns étaient isolés, dont le plus grand nombre étaient agglutinés de façon à former un cube assez régulier de 18 millimètres de côté. C'étaient autant de pois à cautère qui entretenaient la suppuration et semblaient destinés à l'entretenir indéfiniment.

En somme, il est probable que la mort doit être attribuée aux lésions profondes des organes (foie, reins), produits par une suppuration prolongée, et à la septicémie lente résultant de l'absorption continue de produits septiques.

Observation V.

Ancienne pleurésie purulente. Périostite costale consécutive. — Fistule pleurale. — Résections multiples de côtes (sixième, septième, huitième et neuvième).

Anne-Marie Durand, âgée de 36 ans, ménagère, salle St-Pierre, n° 7. Aucun antécédent héréditaire ; accidents scrofuleux dans l'enfance. Réglée régulièrement de 15 à 27 ans. Vers cette époque, naissance d'une petite fille morte depuis. Un an et demi après, avortement à deux mois. Depuis, la santé est délabrée ; métrorrhagies fréquentes ; pertes blanches abondantes ; toux l'hiver.

Il y a 5 ans, violent coup de coude au-devant du sein gauche ; douleurs vives qui persistèrent, se propageant en arrière le long des côtes, s'exaspérant dans les efforts, les mouvements violents, la toux. Un traitement palliatif institué par M. Letiévant n'amena pas grande amélioration, pas plus qu'un traitement thermal suivi à Charbonnières.

Au bout de 2 ans et demi passés dans cet état, apparut sous le sein une petite tumeur douloureuse, qui s'ulcéra ; 9 mois après son début, à la suite de symptômes aigus, rougeur, tuméfaction, douleur et empâtement diffus du sein. Il sortit un verre environ de pus séreux, mal lié.

Un drain fut placé dans la plaie ; l'écoulement continua, devint d'une excessive fétidité ; il n'y eut jamais d'issue de séquestre.

En décembre 1882, M. Letiévant fit une incision au niveau de la côte malade, pénétra dans une poche pleurale qui pouvait contenir environ 600 gr. de liquide. On se borna au drainage et à la détersion de cette cavité. La suppuration a continué depuis lors avec les mêmes caractères ; mais la malade ne tousse pas et ne crache que des mucosités.

Mensuration du thorax : 1° En passant sous les aisselles ;

> Côté sain. . . . 500 mm.
> Côté malade . . 460 mm.

2° Dans la côte sous-mammaire :

> Côté sain. . . . 445 mm.
> Côté malade . . 418 mm.

La malade affirme que toujours, depuis l'âge de 16 ans, elle a eu une épaule plus grosse que l'autre.

Le stylet introduit par la fistule pénètre à 16 cent. de profondeur. Rien d'anormal dans l'urine.

Examen de la poitrine — Rien à signaler à droite. A gauche, matité dans la moitié inférieure ; cependant, on entend encore le murmure vésiculaire, mais très lointain.

8 juillet 1884. — Pendant le sommeil, incision sous le sein gauche suivant la direction de la côte ; la malade étant très grasse, l'os est profondément situé ; l'incision, passe par le trajet fistuleux. On met à nu les sixième et septième côtes et on résèque 3 cent. de la première et 8 cent. de l'autre.

Ces portions réséquées ne présentent à leur face superficielle aucune altération ; on n'avait, d'ailleurs, trouvé aucun point dénudé ; sur la face profonde production ostéophyte, sous-périostique ; la forme de l'os est modifiée ; il est devenu presque cylindrique.

On agrandit l'ouverture pleurale, et on pratique d'abondantes injections dans la poche ; elles entraînent du pus et des détritus granuleux, extrêmement fétides. Le stylet rencontre une surface rugueuse qui produit du frottement sec, et le doigt sent comme une plaque de calcification qui recouvre la plèvre pulmonaire.

On saisit avec des pinces à pansement ces matières dures et on retire quelque chose qui ressemble à une membrane aplatie, calcifiée, dure, avec des bords irréguliers, une surface interne en tartine de beurre, une surface externe, en rapport avec la plèvre, lisse et polie. Après cette plaque, on en retire une dizaine d'autres, de dimensions variées, une jusqu'au diamètre d'une pièce de 2 francs ; les autres sont toutes plus petites, toutes d'ailleurs irrégulières.

Tout ce qui est accessible est extrait de cette poche qui occupe en somme au moins la bonne moitié de la plèvre, dans le sens antéro-postérieur ; le poumon est refoulé en arrière, et le péricarde en forme la paroi interne.

Après désinfection phéniquée et boriquée, on place dans la plaie plusieurs gros drains, en chalumeau, et on passe à l'acide phénique et à l'iodoforme. Sachets de poudre de charbon.

Les suites ont été très simples ; l'écoulement se faisait très-bien, et grâce aux lavements antiseptiques, la fétidité a bien diminué. Lorsque, le 23 août, la malade quitte l'hopital, elle n'existe presque plus ; la malade a repris bon appétit et bon teint.

Le 17 février 1885, la malade rentre ; depuis quelques jours, probablement à cause de la négligence apportée aux irrigations, la fétidité a reparu ; chez elle, il est resté encore d'assez nombreux fragments calcifiés. La malade tousse et est un peu oppressée. Néanmoins on ne trouve rien d'anormal à l'auscultation : les signes stethoscopiques ne se sont pas modifiés. Du côté droit cependant, on entend quelques râles très faibles ; à la percussion, il y a une matité assez étendue. Pas d'albumine dans l'urine.

$$\text{Côté sain . . . . 450 m/m.}$$
$$\text{Côté malade . . 400 m/m.}$$

Le stylet s'enfonce à 11 cent. de profondeur ; le thorax ne paraît pas avoir grande tendance à revenir sur lui-même.

20 février 1885. — La malade endormie, on résèque, en deux fois, 97^{mm} de la 8e côte et 68^{mm} de la 9e. On a ainsi une très large ouverture, par laquelle on arrive dans la poche dont on découvre un petit diverticule encore tout rempli de plaques calcifiées.

Pas de remède : lavages abondants ; drainage avec de très gros tubes. Pansement antiseptique.

Les suites ont été très simples, et bientôt la malade, très soulagée, quittait l'hôpital.

20 avril 1885. — Rentrée de la malade ; elle souffre un peu ; l'écoulement par les drains est moins facile.

21 avril 1885. — Pendant le sommeil, on résèque deux portions de côte, de formation nouvelle, qui gênaient un des gros tubes, s'opposant par conséquent au facile écoulement ; les drains étant très serrés par le tissu cicatriciel épais qui les entourait et par ces productions osseuses. Avec l'index, on ne peut pas sentir le fond de la cavité.

28 mai 1885. — Pareil accident s'étant produit de nouveau, et l'affaissement du thorax, les brides cicatricielles,

la rétraction thoracique' et les productions d'os nouveau ayant nécessité le remplacement des drains par des tubes insuffisants, on endort la malade, on ouvre de nouveau une vaste voie d'écoulement, en réséquant 42^{mm} de la 8e côte, et 34^{mm} de la 9e.

27 juillet 1885. — L'écoulement actuellement se fait bien; la malade est rentrée chez elle; elle vient se montrer à la visite une ou deux fois par semaine; son état général est très bon. Toutefois, bien que la paroi osseuse de la poche n'existe plus, sur une large étendue, grâce aux résections réitérées et abondantes qu'ont subies les 6e, 7e, 8e et 9e côtes, a cavité ne semble pas diminuer beaucoup; l'affaissement de la paroi se fait difficilement; la malade est d'ailleurs très grasse et toute la région sous-mammaire est constituée par un tissu cicatriciel très épais, dur et très résistant.

OBSERVATION VI.

Pleurésie purulente. — Résection costale.

Morton, âgé de 32 ans, salle St-Sacerdos, n° 32. Père mort paralytique général, à 66 ans. Mère bien portante. Des frères morts en bas-âge; trois sœurs en bonne santé. Antécédents personnels scrofuleux, dans l'enfance. De 1879 à 1882, nombreux accès de fièvre paludéenne, contractées en Bresse; quelques-uns revêtaient une forme grave, hyperpyrétique, type tierce.

Dès l'âge de 15 ans, toux fréquente et expectoration abondante; il était fort, pesait près de 80 kilog.; cela dura jusqu'à l'époque de la conscription; il fut accepté, et quand il reprit son état de boulanger, en 1882, il se portait en somme assez bien.

Le 7 mars 1883, refroidissement : quelques frissons; puis vertiges, adynamie, fièvre vive et délire : *Fluxion de poitrine*, traitée par les vésicatoires. Depuis il n'a guère quitté l'hôpital. Toux continuelle, expectoration évaluée à deux litres environ de muco-pus, en 24 heures ; amaigrissement, sueurs nocturnes.

Traité dans le service de M. le professeur Lépine, pour une pleurésie purulente, il subit la thoracentèse le 20 juin 1884, on retira deux litres de pus mal lié, grumeleux, sanguinolent vers la fin. Avec le stylet on sentit un point osseux dénudé. On fit passer le malade dans le service de M. Ollier.

L'aspect intérieur du thorax ne présente rien de particulier.

A la palpation, abolition complète des vibrations dans tout le poumon droit. La percussion révèle une matité absolue du côté gauche, allant en décroissant jusqu'à la fosse sus-épineuse, et une sub matité de la partie inférieure du poumon droit. L'auscultation fait constater l'absence du murmure vésiculaire dans toute la partie inférieure du poumon droit, jusqu'à la fosse sus-épineuse, où on perçoit une respiration rude et soufflante, dans un point très limité, proche de la colonne. A gauche, au sommet respiration rude, souffle très net dans la fosse sus-épineuse. Quelques râles ressemblant à des craquements.

En avant, à gauche, respiration rude, expiration prolongée, sonorité presque normale. Quelques gros râles de congestion. A droite, matité au-dessous du mamelon. Respiration obscure avec râles expiratoires. A ce niveau, quand on percute sur la 7ᵉ côte, le malade ressent une douleur aiguë qui se propage en arrière le long de la côte.

Mesure thoracique, au niveau de la 8ᵉ dorsale :

A droite 470ᵘ

A gauche 450ᵘ

Etat général mauvais, fièvre, grandes irrégularités de température, cependant elle n'est pas montée au-dessus de 39°5.

12 juillet 1884. — Le malade endormi, on pratique, en arrière, au niveau de l'angle postérieur de la 8ᵉ côte, une

incision transversale qui va jusqu'à l'os, en passant à travers les muscles. L'os bien dénudé, on détache les tendons. L'os est blanc, mat, paraît condensé. On l'attaque avec les cisailles qui se brisent sur lui ; on finit cependant, en l'entamant à petits coups, par le soulever entièrement. On soulève alors un des fragments, et, passant au dessous de la côte dénudée profondément, une sonde rugnie, on peut faire une seconde suture à 75 mm. de la première.

Au-dessous, on trouve des fausses membranes d'une épaisseur considérable. On les mine largement au bistouri, sans hémorrhagie, et on arrive dans la plèvre ; il s'en échappe un flot de pus phlegmoneux, bien lié, d'une fétidité extrême ; à l'ouverture de la plaie, pas de dyspnée, mais violente quinte de toux ; à chaque expiration, il s'écoule un abondant flot de pus. Lavages multipliés à l'eau tiède boriquée ; puis on installe trois gros drains de caoutchouc dans la plaie. On lave une dernière fois, on applique un pansement de Leister,

Le soir, la température, qui était avant l'opération, de 39°3, est descendue à 37°3. Le malade se sent mieux, il ne souffre pas.

L'examen de la côte montre qu'elle était épaisse, cylindrique, éburnée. Pas de signe de tuberculose.

17 juillet. — Il y a une amélioration réelle, le malade est soulagé, il ne tousse presque plus et n'a presque pas de dyspnée : le faciès est meilleur ; la température, un soir seulement, est montée à 38°8. Elle oscille habituellement entre 37°4 et 38°2 ou 5°. L'écoulement de pus est toujours abondant, mais il se fait facilement, ainsi que les lavages.

2 août. — L'amélioration est toujours stationnaire ; l'état général du malade est bon.

Mensuration thoracique au niveau de la 9ᵉ dorsale :
Le côté malade mesure 0ᵐ47 centimètres.
Le côté sain   —   0ᵐ44   —
A la percussion, matité à la base droite.

A l'auscultation, râles sous-crépitants moyens à la base droite au-dessous de la fistule, à l'inspiration.

A l'auscultation, résonnance de la voie à timbre métallique quand on le fait parler. A voix basse l'on perçoit un tintement métallique, et la voix fait mal à l'oreille, tant elle est stridente. Quelques râles fins disséminés au sommet droit.

Le liquide qui s'écoule de la plaie est séro-purulent ; il en sort environ deux bonnes cuillerées à bouche.

Les crachats du malade sont visqueux, ayant une consistance de sirop de gomme ; blanchâtres, épais.

Au sommet gauche, respiration un peu rude. Expiration un peu prolongée. La sonorité est normale à la base gauche. Quelques râles crépitants très fins dans la région sous-claviculaire gauche.

Observation VII.

Service de M. Lépine,

Professeur de clinique médicale.

Guilloux, 23 ans, ferblantier, né à Charolles (Saône-et-Loire). Salle Ste-Elisabeth. Entré le 7 novembre 1882 (Pleurésie gauche).

Pas d'antécédents héréditaires. Au mois de mars 1881, il prit un refroidissement étant soldat. A l'hôpital militaire, on dianostiqua une pleurésie gauche et on appliqua de suite des ventouses scarifiées. Une quinzaine de jours après, la dispnée continuant, on fit une thoracentèse qui donna issue à 750 gr. d'un liquide clair et citrin. Cette ponction fut suivie d'une amélioration immédiate, mais la toux ne cessa pas et, au bout de quelque temps, la dispnée revint comme auparavant.

Au mois d'avril le malade fut réformé pour péricardite et pneumonie caséeuse.

Une quinzaine de jours après, apparut, au niveau du sein gauche, du gonflement et de la rougeur. Bientôt le malade s'aperçut de l'existence de deux petites saillies rouges, douloureuses, molles et réductibles, un peu au-dessous du mamelon gauche. Ces petites tumeurs ne tardèrent pas à s'ouvrir et donnèrent issue à une quantité peu considérable de pus qui depuis ne cessa pas de suinter par les fistules qui persistèrent. Un jour le malade remarqua, à la suite d'un effort, l'issue d'une quantité considérable de pus, environ un demi-litre. Depuis ce moment, il a vu sa dispnée diminuer d'une façon notable, et quelquefois il a eu de la fièvre. Vers la fin d'avril, il a eu une expectoration muco-purulente assez abondante.

Actuellement, 7 novembre 1882, le malade a expectoré du pus en assez grande abondance, c'est ordinairement à la suite de quintes de toux ou bien de changements de position.

A l'examen local, on trouve en arrière de la matité, dans toute la hauteur du poumon gauche. Les vibrations thoraciques sont abolies en bas, diminuées partout. A l'auscultation on entend un murmure respiratoire partout, quoique très-affaibli vers la base et presque nul vers la ligne axillaire. On entend nulle part ni souffle, ni œgophonie, ni pectoriloquie aphone. Du côté droit, respiration exagérée. En avant on trouve au-dessous et un peu en dehors du mamelon gauche, deux fistules irrégulières entourées de bourgeons charnus et laissant continuellement sourdre du pus.

A la percussion, on trouve de la sonorité sous la clavicule, de la matité dans la partie inférieure du poumon gauche.

Râles humides de divers volumes excessivement nombreux. Pas de souffle.

Le malade a considérablement maigri. Il n'a pas de fièvre vespérale ; mais quelques sueurs nocturnes ; l'appétit est à peu près conservé.

13 novembre. — Pas d'albumine dans l'urine.

18 novembre. — On pratique dans le huitième espace intercostal, sur la ligne axillaire, une incision d'environ 0,06; après avoir préalablement pratiqué une ponction ayant donné issue à du pus. On tombe sur un espace intercostal complètement oblitéré par l'accolement des deux bords des côtes. Devant l'impossibilité de pénétrer par cet espace, on résèque environ 0,03 de ces deux côtes. On tombe alors sur une plèvre considérablement épaissie et durcie, de consistance fibreuse. Par l'ouverture qu'on y pratique s'écoule une grande quantité de pus, d'ailleurs peu fétide, puis on fixe trois drains dans la plaie (Chirurgien M. Levrat).

13 novembre. — Le malade ne sent pas de douleur, pas de faiblesse, pas de fourmillement dans le bras. Lavages au chlorure de zinc.

17 décembre. — Le malade a eu une indigestion, quelques vomissements, un peu de fièvre et de céphalalgie (Ipéca 1 gr. 50).

Le malade dit avoir ressenti au moment des lavages un goût particulier métallique, remontant à la gorge, en même temps il a eu quelques quintes de toux.

L'injection est faible actuellement, à la dose de 5 gr. pour un litre. Les crachats sont toujours très-clairs, jamais purulents.

Depuis deux jours, ses urines sont foncées et contiennent un dépôt de sang (On diminue de moitié par litre la dose de chlorure).

19 décembre. — Les urines sont encore plus foncées et sanguinolentes. Persistance de l'hématurie et des envies fréquentes d'uriner. Il a uriné plus d'un demi-litre depuis hier soir... Suppression de chlorure de zinc. Lavages à l'eau alcoolisée.

21 décembre. — Les urines ont toujours autant de sang; pas de ténesme. Pas d'appétit. Céphalalgie.— Régime lacté. Scamonnée, 0.50 centigrammes.

25 décembre. — Urines toujours colorées; pas de bruit de galop.

29 décembre. — Constatation de cylindres granuleux et abondants.

2 janvier 1883. — Ergotine 1 gramme.

4 janvier. — Pas de vomissements depuis plusieurs jours. Urines toujours rouges. Depuis hier le malade a vu ses maux de tête diminuer. Constipation habituelle. La suppuration de la fistule est plus abondante. Depuis deux jours, il a uriné davantage. Le pouls est lent (52 pulsations).

5 janvier. — Céphalalgie. Ergotine 2 grammes dans 100 grammes d'alcool.

7 janvier. — Urines toujours rouges; plus de dépôt. Injections hypodermiques d'ergotine.

11 janvier. — Les urines sont seulement un peu rosées. Albumine ; cylindres granuleux très nombreux.

14 janvier. — L'urine n'est plus rose ; elle est simplement sale. Tous les trois jours, injection de nitrate d'argent à 1/100ᵉ.

15 janvier. — L'urine est un peu rouge et a un dépôt. Le malade n'a pas eu d'injection d'ergotine.

25 janvier. — Les urines ne sont plus guère colorées ; elles sont encore albumineuses. Le malade urine beaucoup depuis quelque temps. Cœur normal.

30 janvier. — Le malade fait remarquer que son urine a un dépôt. Hier, jour de l'injection de nitrate d'argent, il a senti, dans la bouche, immédiatement après l'injection, un goût qu'il rapporte au nitrate d'argent.

31 janvier. — L'urine est rouge sans dépôt ; l'urine a diminué par rapport aux jours précédents.

4 février. — Depuis huit jours, les injections d'ergotine sont supprimées. Ce matin les urines sont de nouveau sanguinolentes. Ergotine 2 gram., avec alcool 50 gram.

12 février. — Légère hémorrhagie par la plaie. — Eau de Pagliari.

14 février. — Hier le malade n'a pas pris sa potion. Ce matin, les urines sont sanguinolentes.

19 mars. — Les urines sont toujours assez claires avec un dépôt épais. Suppression de l'ergotine.

20 mars. — Le dépôt de l'urine n'a pas augmenté.

26 mars. — Le dépôt urinaire paraît avoir augmenté. Le malade dit uriner environ deux litres par jour,

Parti pour Charolles (Saône-et-Loire).

Rentré le 15 novembre 1883. Depuis sa sortie de l'hôpital, son état s'est amélioré. Il a repris ses forces et l'appétit. Sa suppuration n'a presque pas diminué. Actuellement son faciès exprime la santé ; il est maigre. Il ne tousse pas. Son appétit est bon. Les digestions faciles ; toutefois ses pieds enflent tous les soirs.

A l'examen du thorax, on trouve le côté gauche affaissé en avant, se développant moins que le côté droit au moment de l'inspiration. Par la fistule opératoire, il s'écoule un pus jaunâtre un peu fétide. On trouve de la matité dans le tiers supérieur du thorax en arrière. Dans le reste de la hauteur, la sonorité est normale. Du côté droit, elle est un peu exagérée.

A l'auscultation, on entend très bien la respiration dans presque toute l'étendue du poumon; toutefois à gauche et en arrière, au niveau de la partie moyenne de la hauteur du thorax, on entend un souffle amphorique. — Rien au cœur ; pas d'albumine.

21 novembre. — Nouvelle opération. Résection de 0.03 des 3e, 4e, 5e, 6e et 7e côtes, après incision cutanée perpendiculaire à la direction des fibres du grand dentelé. On trouve l'orifice antérieur exclusivement osseux, quelques fongosités dans la plèvre à son niveau. Drains communiquant avec l'extérieur au travers du pansement. Deux lavages phéniqués à 2 0/0 par jour.

22 novembre. — Pansement.

23 novembre. — Hier, il a eu de fréquentes envies de vomir. L'urine est fortement colorée en vert noirâtre. Le matin on avait fait un lavage avec la solution à 2 0/0; le soir,

on le fait avec l'alcool. La nuit a été bonne. La fièvre est
tombée. Ce matin on fait le lavage avec du chlorure de zinc
à 2/1000°.

On fait le lavage avec du chlorure de zinc à 2/1000.

21 novembre. — Urine gris foncé, très-trouble, pas d'albumine.

25 novembre, 2 décembre. — Pas d'albumine.

Rentré le 12 mars 1884. — Il s'est très-bien porté pendant
dix jours après sa sortie de l'hôpital, il y a trois semaines.
Il y a dix jours, peut-être à la suite d'un refroidissement, il a ressenti un matin de la raideur dans les jambes
les jours suivants, les pieds, les jambes et les mains ont enflé.
La suppuration a augmenté à la même époque. L'appétit a un
peu diminué. Il a ressenti un point de côté passager vers la
base droite, puis vers la base gauche, point qui occupe ces
deux parties pendant quelques heures seulement. Le thorax
est notablement affaissé du côté gauche sous la clavicule. A
ce niveau on trouve du tympanisme grave et de la rudesse de
la respiration. En arrière, on a de la matité dans la moitié
supérieure où la respiration est très-obscure; dans la moitié
inférieure, on entend la respiration et on a de la sonorité.

L'état général est bon. Œdème léger des mains, et l'œdème
des membres inférieurs a disparu.

21 mars. — Pas d'albumine.

22 mars. — Opération. Résection des 2ᵉ, 3ᵉ, 4ᵉ et 5ᵉ côtes
sur l'étendue de 0ᵐ03. Deux drains, l'un dirigé vers le sommet par un orifice situé au niveau du deuxième espace intercostal, l'autre dans la même direction par le second orifice
situé à la partie déclive de la plaie.

24 mars. — Réunion par première intention. — Application
d'une bande de caoutchouc autour du thorax. Irrigation intra-
pleurale avec une solution phénique à 2 0/0.

26 mars. — Urine noire. Pas d'albumine. Beaucoup
d'urates. Anorexie.

27 mars. — Mêmes caractères de l'urine.

4 avril. — Mouvements choreiformes des deux membres gauches.

11 avril. — Il est assez mal depuis quatre à cinq jours. Il vomit assez fréquemment de la bile. Le matin encore, il a vomi, il ne mange presque pas. Nausées fréquentes. Langue saburrale.

16 avril. — L'iodoforme a été supprimé depuis le 11 ainsi que l'acide phénique. Le malade n'a pas uriné depuis trois jours. Il continue à vomir tout ce qu'il prend.

17 avril.— Hier soir, il a uriné encore une fois un litre de liquide noir. Les vomissements persistent. L'urine renferme des globules rouges.

18 avril. — Il n'a pas uriné depuis avant-hier.

19 avril. — Par le catheterisme, on retire 300 grammes d'urine noire contenant une très-faible quantité d'albumine ?

21 avril. — Le malade a beaucoup maigri. Pouls fréquent, mou. Langue rouge et sèche. Depuis deux ou trois jours mal de téte, rachialgie. Le malade a uriné seul. Les vomissements persistent (oxalate de cerium). Le pansement se fait avec l'alcool au 1/4. L'urine est sans albumine, de couleur jaune, parait contenir des urates en quantité et présente des anneaux verdâtres.

22 avril. — L'urine est encore de couleur foncée. Le dépôt est moindre. La physionomie est meilleure. Il a vomi un peu de bile ce matin. Pouls fréquent et meilleur qu'hier. Langue rouge vernissée.

23 avril. — Le malade n'a pas uriné. -- La vessie ne renferme pas beaucoup d'urine.

24 avril. — Un litre d'urine représentant celle des deux jours. Elle est toujours colorée. Pas de vomissements sauf le matin. Physionomie moins altérée. Langue de même. Pouls très-fréquent. Pas de selles. Vomissements bilieux cette nuit. Maigreur. — Comme régime, lait glacé. Suppression du pain. Glace et viande.

26 avril. — Langue meilleure : deux vomissements. Pouls très-fréquent, 120. Il n'a pris hier qu'une tasse de café au lait.

28 avril. — Pouls 108. Langue rouge sur les bords. Pas de vomissements. Sang toujours pâle.

30 avril. — Mort par inanition.

Autopsie le 1ᵉʳ mai. — Le côté gauche du thorax représente un vaste coin ; la plaie n'est pas entièrement réunie ; elle l'avait été davantage. La partie antérieure surtout est affaissée. Après la dissection des parties molles, on constate que l'orifice supérieur est fermé aux dépens de la dernière côte ; il est au niveau du cinquième espace. Entre les deux un tissu fibreux dense, contenant quelques noyaux calcaires, réunit les cartilages à la partie postérieure des côtes et comble l'espace créé par l'opération. Le segment postérieur des côtes, lèvres postérieures de la section des os, est beaucoup moins affaissé que le segment interne et antérieur, et par ce fait, il y a une tendance au chevauchement (surtout manifeste surtout sur les trois premières), de la partie postérieure des côtes sur leur partie antérieure et, par suite, la disposition de l'espace opératoire qui les séparait.

A l'intérieur, le poumon est affaissé sans être pourtant inextensible ; il est adhérent assez faiblement à la partie interne du thorax contre la colonne vertébrale ; il est faiblement adhérent en avant ainsi que le péricarde.

La diaphragme est remonté et assez adhérent au poumon. Quant à la cavité pleurale persistante, elle peut contenir au plus 200 grammes. Elle est formée en dehors et en arrière par les côtes recouvertes par une plèvre épaisse, en dedans par le poumon tapissé de fausses membranes peu épaissies et peu adhérentes. La hauteur de la cavité est de 0,15 cent.

Pendant les derniers jours, les fausses membranes qui faisaient adhérer le poumon à la paroi costale dans la gouttière des côtes, ont été décollées par une hémorragie assez abondante.

Reins pâles. Poumon droit et foie sains.

———————

Nous avons cru utile de traduire et faire connaître diverses observations recueillies dans les publications. Elles ne figurent pas dans les travaux récemment publiés.

Observation VIII.

Docteur Taylor and Dr Howse (10 octobre 1879)

Il s'agissait d'une petite fille âgée de six ans ; elle entra à l'hôpital en juin 1877; elle était atteinte de pleurésie gauche. On fit une ponction exploratrice pour confirmer le diagnostic, puis on ouvrit le sac pleurétique et dix onces de pus s'écoulèrent. On introduisit des tubes et on pansa très antiseptiquement la plaie. Un ou deux mois après, on retira les tubes et l'ouverture se ferma. Comme le pus s'accumula de nouveau, on décida de lui donner une libre ouverture au moyen de l'excision d'une portion de côte. Cette opération permettait ainsi la rétractation de la cage thoracique. On fit une incision dans le même endroit que la première fois, et on réséqua environ un pouce de la 7e et de la 8e côtes, après avoir décortiqué le périoste. On incisa la membrane pleurétique qui était épaissie et on introduisit des tubes. On remarqua que les côtes où avait eu lieu l'opération ainsi que la 9e côte étaient couvertes d'ostéophytes ; un soulagement considérable résulta de l'opération. Environ deux mois après, la température baissa ; à cette époque, il n'existait plus qu'une ouverture faiblement perceptible qui se ferma rapidement. La jeune malade fut atteinte de diarrhée et d'albuminurie : elle mourut un mois plus tard.

A l'autopsie, on trouva que l'empyème avait gagné le sommet de la plèvre dont les membranes étaient très épaissies, il y avait un peu de pus dans la cavité. *Un pont osseux unissait la 6e à la 7e côte et la 7e à la 8e côte; on ne put pas trouver le point où on avait divisé la 7e côte.* Il existait une péritonite purulente; le foie, les reins, les intestins étaient lardacés.

Remarques : Dans trois cas rapportés dans le *Berliner Médic. Wockenscrift* et relatés dans le journal *London Médical Record* (août 1876), l'opération facilitait beaucoup l'écoulement du pus et les lavages de la cavité pleurale, et dans l'un d'eux la réussite était suivie de l'incurvation en dedans du côté opéré. Dans le cas que l'on avait eu à traiter, on avait fait une incision franche et une contre-ouverture, mais elles s'étaient fermées rapidement, et toutes les fois qu'on avait essayé d'enlever le tube, la fièvre augmentait. D'ailleurs, depuis la longue durée de la maladie antérieure à l'évacuation du pus, il était probable que le poumon s'était beaucoup affaissé et était incapable de se dilater. Pour cette raison, ce serait un avantage si la cage thoracique pouvait s'incurver en dedans plus qu'il lui était possible de le faire spontanément. Quand la jeune malade était admise pendant ses derniers moments à l'hôpital, cinq mois après l'opération, la poitrine était considérablement aplatie, et la 6e côte, qui était au-dessus de celle qu'on avait opérée, faisait une saillie considérable à l'extérieur. L'opération qu'on fit échoua, car l'évacuation du pus qu'on se proposait était entièrement déjouée par les remarquables pouvoirs de restauration que montrait la jeune malade dans certains points de sa poitrine. La première incision qu'on avait faite s'était couverte rapidement de granulations, et après avoir fait pendant quelque temps une contre-ouverture, l'ouverture supérieure s'était fermée promptement quand on avait cessé le drainage.

D'ailleurs, les côtes elles-mêmes, irritées par la simple présence d'un tube entre elles, avaient produit des ponts osseux par lesquels elles étaient réunies. Le même progrès s'était répété après l'opération de l'excision, car au bout de trois semaines la plaie était presque fermée. L'état des côtes trouvé après la mort montre combien la restauration osseuse se fait facilement.

Il est probable que dans les cas de ce genre, un changement dans le mode opératoire peut mieux atteindre les résultats désirés..... Dans le cas qu'on avait eu à traiter, les côtes avaient été retranchées, divisées, puis enlevées après la dénudation du périoste.

Cette opération est faite plus promptement chez un enfant que chez un adulte, parce que le périoste, plus épais, est plus facilement détaché.

Le résultat de ce cas parait naturellement suggérer l'opportunité d'enlever du tissu périostal, même s'il était nécessaire, on ferait l'ablation de la plèvre épaissie afin d'avoir une ouverture plus complète de la cavité pleurale.

Voyant la condition du poumon dans beaucoup de ces cas et la rapidité avec laquelle les plaies de la cage thoracique se contractent et se ferment, on n'a aucun effet nuisible à redouter. Quand il existe des pleurésies multiloculaires, l'excision de l'os et du périoste, même si elle comprenait l'ablation de la plèvre épaissie, permettrait probablement d'une façon beaucoup libre l'exploration de ces cavités et permettrait de faire le drainage avec de meilleures précautions.

Grâce à la plus large ouverture et à la plus grande lenteur à se fermer, ces cavités seraient beaucoup plus capables de se combler d'une façon permanente.

Finalement, l'opération semblerait avoir échoué (in not having done enough, than in having too much, en n'ayant pas fait assez, plutôt qu'en ayant fait trop), et la seule objection que nous pouvons voir à l'opération plus étendue qui est recommandée serait la nécessité de léser les vaisseaux et nerfs intercostaux. Il n'y a aucun inconvénient à redouter parce que ces vaisseaux se contractent rapidement et cessent alors de saigner. L'hémorrhagie continuerait-elle, on l'arrêterait promptement par la ligature faite dans l'espace le plus ouvert. Le sacrifice de ces vaisseaux et nerfs serait de faible importance si on le compare avec les suites sérieuses que court le malade si sa santé était toujours en aussi mauvais état.

Clinicol Society's Transactions. — 10 octobre. 1879.

OBSERVATION IX.

London Medical Record, 1878, page 298.

--

Empyème chez une enfant âgée de 3 ans et demi.

Le Dr Winivater eut à soigner une petite fille âgée de 3 ans 1/2, qui fut atteinte de pleurésie le 6 janvier 1877. Il excisa une portion de côte. Le 18 avril, la fistule était fermée. La moitié gauche du thorax avait pris tout à fait son caractère normal ; elle sortit de l'hôpital complètement guérie.

OBSERVATION X.

(Page 1811. — The Lancel.)

--

22 mai 1883. — William Thomas, chirurgien de Bir‑mingham, a pratiqué neuf fois la résection costale chez des enfants ; comme résultats, il obtint quatre fois le rétablissement complet avec expansion pulmonaire et restauration de la côte excisée ; trois fois tout écoulement cessa et les poumons se dilatèrent dans des degrés variés ; le huitième enfant arriva aussi à la convalescence, et le neuvième enfant, presque mourant, quand on l'opéra, succomba d'anesthésie six jours après. Sur sept guérisons, l'ouverture s'était fermée quatre fois, cinq et six semaines après l'opération. L'auteur ajoute à la statistique un cas des professeurs Taylor et J. Howle où la mort s'en suivit. La résection portait sur la sixième et la septième côte.

Observation XI.

Guy's Hospital Reports 1877.

—

Cas 40, page 245. — Empyème gauche de date ancienne; ouverture spontanée; incision de la cavité et division de la côte pour donner libre décharge; viscères amyloïdes. Amélioration.

William N., âgé de 20 ans, fut admis chez le Dr Wilk, octobre 1875. Il avait été souffrant pendant quatorze mois, et, depuis douze mois, un abcès s'était ouvert près du mamelon gauche; un autre s'était ouvert deux mois après et un troisième un peu plus tard; tous ces abcès avaient énormément donné. Il était resté au lit depuis cinq mois A l'examen, le côté gauche est trouvé légèrement aplati mais il n'est pas beaucoup rétracté. La matité est presque complète à la partie postérieure du côté gauche; on entend faiblement le souffle; il est bronchique. Il existe aussi un souffle bronchique au sommet du même côté et dans la région latérale gauche du thorax; le murmure expiratoire du côté droit est très bronchique.

Le 1er février, M. Bryant, après l'avoir anesthésié avec le chloroforme, transforma deux fistules en une seule. En agissant ainsi, il mit à nu la sixième côte dans le but d'en enlever une portion; il en réséqua une partie avec la scie de Hey; le pus s'écoula en grande quantité. L'écoulement diminua ensuite considérablement; mais la rate et le foie augmentèrent de volume; le malade quitta l'hôpital dans ces conditions: il était très soulagé; sa santé s'était améliorée de beaucoup.

On se servit pour pansement de 3 à 8 o/o de l'acide borique et 5 o/o de chlorure de zinc.

respiration devint si pénible, qu'il ne pouvait pas se coucher; quinze jours après son entrée, on le ponctionna : une grande quantité de liquide s'écoula (environ un gallon, 4 litres 1/2); six semaines plus tard, il était de nouveau nécessaire de le ponctionner ; le liquide qu'on retira était, plus faible en quantité, mais moins clair. Trois semaines plus tard, il allait si bien, qu'il retourna à son travail. Un mois après, il fut atteint de nouveau d'un point de côté ; sa respiration était courte. Il fut alors obligé de cesser toute occupation ; on le laissa à Malte, et là il entra à l'hôpital où il fut ponctionné pour la troisième fois. Le liquide qu'on retira était le même en quantité, mais plus épais et plus opaque. Quelque temps après, il continua son voyage, et, dix mois après le début de sa maladie, il fut ponctionné pour la quatrième fois à Glascow. Comme le liquide à cette occasion était purulent, on laissa pendant trois ans, d'une façon permanente, une ouverture dans laquelle fut introduit un drain. Le pus était d'une faible quantité, si ce n'est lorsque le pansement n'était pas fait pendant deux ou trois jours; il variait d'une demi à trois quarts de pinte par jour. Il fut admis alors à l'hôpital Bromyston le 23 mars 1880.

A l'examen physique de la poitrine, on remarqua que le côté droit était dilaté, la percussion était normale ; le côté gauche était aplati; il existait une matité absolue ; la résonnance était diminuée; une fistule se trouvait au niveau du 8e espace intercostal gauche, dans la ligne mi-axillaire ; 2 ou 3 onces de pus s'en écoulaient par jour. Le malade était capable de vider lui-même sa cavité en contractant le côté gauche ou en toussant. Les bruits du cœur étaient normaux, l'urine était de 1020, pas d'albumine, quelques phosphates. Le malade ne se plaignait d'aucune douleur ; mais il ne pouvait se coucher sur aucun côté. Sa toux était faible, son appétit modéré, ses fonctions digestives régulières, en somme, sa santé était généralement bonne.

14 avril. — Pendant trois semaines, sa santé s'était amé-

liorée, il se sentait plus fort, son appétit était très bon, le sommeil excellent ; l'écoulement purulent avait diminué.

14 mai. — L'écoulement ayant toujours lieu, et comme le malade avait gagné en santé et en force, M. Marshall, qui avait examiné auparavant la poitrine, se détermina à réséquer 2 ou 3 côtes, les plus inférieures, dans le but de permettre à la poitrine de se rétracter et d'oblitérer ainsi la la cavité. Le malade fut éthérisé, M. Marshall réséqua les 7ᵉ, 8ᵉ, 9ᵉ côtes d'une longueur d'un pouce 1/2 à un pouce 3/4, après avoir détaché le périoste. On pansa la plaie avec du lint trempé dans de l'huile phéniquée. Deux jours après l'opération, on introduisit de la charpie dans le vieux trajet fistuleux et, à son extraction, on passa dans la cavité pleurale un tube en caoutchouc. D'après l'avis de M. G. Hicks, on se servit d'un tube long de 4 pouces dont l'extrémité extérieure était épaisse, afin qu'il ne retombât pas dans la cavité, L'écoulement qui avait alors une libre sortie, mouillait un coussinet d'étoupe ; la cavité était irriguée chaque jour avec une lotion d'acide phénique 1/40. Cinquante jours après l'opération, le pus qui s'écoulait ne dépassait pas une demi-once. On trouvait que la cavité, au lieu de contenir, comme avant l'opération, 8 onces de liquide, n'en contenait plus que 3 ou 4. Les incisions qu'on avait faites étaient guéries. On raccourcissait le tube graduellement.

Le 29 juin, environ sept semaines après l'opération, l'écoulement ayant cessé, on retira le tube ; les côtes divisées étaient réunies.

Après sa sortie de l'hôpital, R. M. continua à être dans un état de santé satisfaisant jusqu'au mois de septembre, époque où il prit froid de nouveau. Il écrivait au docteur Tathan, de Glascow, à la date du 11 octobre, qu'il avait été saisi d'une faible toux, qu'il avait eu des nausées, n'avait plus d'appétit, que ses forces avaient faibli. Un écoulement s'échappait de nouveau du trajet fistuleux ancien, il était faiblement teinté, comme s'il avait été pendant quelque temps accumulé dans une cavité de sa poitrine.

Le 3 décembre, il écrivait qu'il avait introduit un tube dans la fistule deux fois par semaine, et qu'il s'était écoulé du pus. Depuis qu'il avait mis ce tube, il avait retrouvé un grand soulagement et la santé.

Observation XV.

London Medical Record (15 décembre 1882, page 504)

Le docteur Homen d'Helsingfors pose en principe qu'on doit recourir à la résection toutes les fois que deux ou trois mois se sont écoulés entre le début de la pleurésie et la formation d'une fistule dont la guérison n'a pas eu lieu dans l'espace de 4 à 6 mois.

Un cas de ce genre est relaté chez un homme âgé de 45 ans, atteint d'une pleurésie séreuse. Il fut d'abord traité par la ponction avec des succès apparents; six mois plus tard, une enflure avec douleur atroce se développa du côté droit, au niveau de la ligne axillaire; on remarqua de ce même côté une matité absolue et absence de murmure respiratoire. Comme le contenu était purulent, la tumeur fut incisée et une portion de la 8ᵉ côte (environ un pouce) fut réséqué. L'opération et le traitement furent strictement antiseptiques, les pansements consécutifs le furent de même, mais l'écoulement qui provenait de l'ouverture étant trop faible, la guérison tardait à se manifester. Dix semaines après cette opération, on constata qu'il restait encore une cavité pouvant permettre à une sonde de pénétrer dans la partie inférieure d'une longueur de trois pouces, et en haut, de 4 pouces 1/4. On fit alors la résection des 4ᵉ, 5ᵉ, 6ᵉ, 7ᵉ et 8ᵉ côtes. 3 pouces 3/4 de la 8ᵉ côte furent réséqués et 1 pouce 1/4 de la 4ᵉ. Les longueurs réséquées des côtes intermédiaires furent progressives, on n'ouvrit pas la plèvre.

Par différents calculs, le docteur Bruglocher conclut que la longueur des côtes à enlever doit être faite graduellement de bas en haut, à partir de la 6ᵉ côte jusqu'au point où les deux surfaces de la plèvre sont en contact.

INDICATIONS OPÉRATOIRES

Plusieurs cas peuvent se présenter aux Chirurgiens.

1° L'épanchement purulent s'ouvre à l'extérieur spontanément ; 2° Des ponctions multiples n'amènent aucun résultat satisfaisant, ou bien des fistules surviennent et persistent malgré de nombreux traitements.

Nous devons envisager l'utilité de la résection dans ces deux alternatives.

Il s'agit de savoir s'il serait nécessaire de pratiquer la résection quand l'épanchement se vide à l'extérieur après avoir perforé la plèvre et les couches sus-jacentes.

Il nous semble que, chez les enfants, ce mode opératoire ne doit pas être employé. Pendant l'enfance l'élasticité de la cage thoracique est tellement grande qu'elle rend la rétraction plus facile.

La paroi costale s'affaisse progressivement à mesure que l'épanchement se vide de lui-même ou bien est extrait de la poche pleurale par la ponction aspiratrice. Ce moyen est le plus souvent suffisant pour amener la guérison.

Néanmoins quelques chirurgiens ont pratiqué la résection costale avec succès, l'incision primitive n'ayant pas amené de soulagement. Même quelques-uns d'entre eux n'ont pas seulement fait l'ablation de fragments costaux, mais encore du périoste. Cependant ce procédé doit être employé dans des limites plus restreintes pour le jeune âge que pour l'adulte.

S'agit-il de ce dernier, on observe plus rarement une amélioration rapide après l'ouverture simple et l'évacuation extérieure des épanchements pleuraux.

Les tissus qui composent la cage thoracique sont déjà moins élastiques et la rétraction de la paroi costale se fait plus lentement.

C'est pour cette raison qu'on pourrait faire la résection costale de prime abord sous les auspices de la méthode listérienne, aussitôt qu'on a à traiter une pleurésie rebelle. La plupart des observations publiées dans les thèses parues sur cette opération démontrent que les plus nombreux succès sont constatés de 14 à 25 ans.

Dans la plupart des cas, l'histoire clinique de ces malades se déroule de la façon suivante. La ponction simple ou aspiratrice, répétée un nombre considérable de fois n'ayant pas réussi et même chez certains d'entre eux des symptômes de résorption purulente lui ayant succédé, on se décide à l'opération de l'empyème.

A ce moment l'état général du malade est mauvais. Il a de la fièvre et divers symptômes défavorables qu'on observe chez des individus porteurs de foyers purulents communiquant avec l'extérieur et se vidant mal.

L'incision, l'ouverture large, l'application d'un gros drain et des lavages antiseptiques réitérés amènent une amélioration rapide qui permet d'espérer une prompte guérison. Les symptômes précedemment notés disparaissent, le malade reprend de l'appétit, engraisse, mais il garde une fistule intarissable qui peut devenir le point de départ de diverses complications, si on n'a pas soin de laver chaque jour la cavité, si en un mot le malade n'est pas l'objet de soins constants. La persistance de cet état entraîne une gène considérable pour le malade et nécessite alors une intervention chirurgicale plus active. En pareil cas, on s'explique facilement ce qui s'est passé.

La cavité purulente a peu à peu diminué, mais elle n'a pu disparaître complètement, la cage thoracique ayant donné tout ce que son élasticité lui permettait. De son côté le poumon refoulé primitivement sur les côtés de la colonne vertébrale s'est peu à peu débarrassé de pseudo-membranes qui l'entouraient, mais à cause de quelques brides fibreuses ou bien par suite des modifications survenues dans certaines parties du tissus osseux, il n'a pu se dilater suffisamment et recouvrer ses anciennes dimensions. C'est alors que l'idée qui a présidé aux publications de MM. Gayet, Létiévant, Estlander, trouve son application. (1) « Comme le disait Létiévant dans son service : du moment où le poumon ne peut pas venir à la paroi thoracique, le paroi thoracique ira à la rencontre du poumon ».

Il peut se faire que le rapprochement des côtes soit tel qu'il est impossible de pénétrer par les espaces intercostaux dans la cavité pleurale à l'aide de l'aspirateur (2). Ce cas est rare ; on ne le voit la plupart du temps qu'après un certain nombre de ponctions ayant amené l'affaissement thoracique et une incurvation trop prononcée à l'intérieur. Quelquefois cette soudure costale est due à un drain qui aura, après l'empyème, irrité le tissu periostal et amené des reproductions osseuses. Le drain aussitôt retiré, il n'y a plus moyen de le remettre, parce qu'on a quelquefois trop tardé à le placer, soit parce que les arcs costaux le comprimaient trop fortement avant son extraction. On aura alors recours à la résection costale en pareils cas ; et il vaudra mieux réséquer plus que moins pour n'être pas obligé de répéter l'opération.

---

(1) *Lyon Médical* 23 novembre 1884. (M. Maurice Polosson, professeur agrégé de la Faculté).
(2) Observation VII.

Telles sont les conditions d'une manière générale dans lesquelles on a eu à pratiquer l'opération Létiévant.

Il importe aussi de tenir compte de toutes les causes qui nécessitent habituellement une intervention opératoire. Elles sont tirées :

1° De l'état du sujet ;
2° De l'état de la lésion ;
3° De l'état du milieu.

1° *Etat du sujet.* Nous avons dit précédemment que chez l'enfant la résection costale avait été rarement pratiquée. Sans vouloir insister sur ce point, nous pensons qu'en effet l'âge du sujet joue un grand rôle dans la guérison. On pourra plutôt l'espérer sans résection costale pendant l'enfance qu'à partir de l'âge adulte. Et pourtant il nous semble que la guérison aurait lieu plus vite à l'aide de cette opération inoffensive, surtout quand il s'agit de pleurésies franchement purulentes et lorsque la vie du malade est en danger.

S'agit-il de l'adulte, il ne faudra pas attendre que la persistance de la suppuration ait amené une altération considérable de l'état général.

Dans les diverses observations qui ont été publiées, on voit signaler souvent l'amaigrissement, l'albuminurie et les complications septiques.

Il est certain que le résultat sera d'autant plus favorable que le malade sera en meilleur état, mais il nous semble que le chirurgien doit inter-

venir lors même que les forces du malade ne per-
mettent pas d'avoir grand espoir sur les résultats
de l'opération. Il faut autant que possible chercher
à faire disparaître les causes permanentes d'affaiblissement et d'infection et ne pas reculer devant
un danger aléatoire, alors qu'on est menacé de
voir survenir assez promptement une terminaison
fatale, si l'on se borne à une expectation complète.
Des observations cliniques publiées jusqu'à pré-
sent, il résulte que dans certaines circonstances la
résection costale, qui apparaissait de prime abord
désespérée, a amené de véritables résurrections.

2° *Etat de la lésion.* — On comprend facilement
qu'une cavité purulente de date déjà ancienne, ac-
compagnée de prolongements plus ou moins si-
nueux présente des difficultés particulières de guérison. C'est surtout lorsque le pus aura déterminé
la formation de pseudo-membranes très épaisses
que les parois pleurales tendront très peu à l'accolement. Le siège de l'ouverture spontanée ou
chirurgicale jouera aussi un rôle évident dans
le processus de guérison spontanée. L'orifice
est-il situé dans une position déclive, le liquide
s'écoulera plus facilement et par suite la cavité
tendra à l'occlusion. Au contraire, la position éle-
vée de la fistule s'opposera dans une certaine limite
à la diminution. La cavité, après avoir diminué de
volume au début, restera alors stationnaire ; la paroi costale n'allant point à la rencontre du poumon,

on sera donc forcé de faire la résection alors qu'au début on aurait cru pouvoir s'en dispenser.

L'abondance de la sécrétion de même que son altération putride constitue aussi une indication formelle de l'opération. On fait à la fois du débridement, de l'antisepsie et de la mobilisation thoracique. C'est ainsi que dans certains cas les chirurgiens sont intervenus à cause des complications septiques.

La date éloignée de l'ouverture de la collection purulente réclame également cette intervention. En effet, quand la paroi thoracique a donné tout ce qu'elle pouvait comme retrait, il ne faut pas attendre, on doit la mobiliser.

Faut-il pratiquer cette opération d'emblée avant la formation de fistules et avant sa rétraction thoracique? C'est là un point délicat à résoudre. Sans doute en donnant immédiatement au thorax les moyens de revenir rapidement sur lui-même, on pourra espérer une guérison plus rapide. Nous ne pouvons pas en effet considérer comme étant des résections costales d'emblée celles qui ont été faites après une ou plusieurs ponctions réitérées qui ont déjà permis dans une certaine mesure d'une part l'expansion du poumon, d'autre part la rétractilité du thorax.

L'existence de corps étrangers dans l'intérieur de la cavité purulente est une indication formelle de l'opération. Tantôt ces corps étrangers sont la cause même, (grains de plomb, balle, plaques calcifiées, etc.), de l'épanchement purulent, tantôt il s'agit d'un drain perdu accidentellement. On devra faire à la fois la résection dans le but de les enlever et aussi pour permettre l'affaissement de la loge thoracique.

M. Berger a indiqué dans un rapport très explicite, le moment opportun de l'opération. « La résection costale est indiquée dans tous les cas d'empyème chronique devenu fistuleux, dont la guérison ne peut plus être espérée, c'est-à-dire lorsque deux ou trois mois après l'incision de l'espace intercostal pratiquée pour un empyème, on constate que la cavité de ce dernier cesse de se rétrécir et que, malgré les lavages et le pansement antiseptique, la suppuration est abondante; quand en même temps l'affaissement du côté correspondant de la poitrine parait avoir atteint l'extrême limite compatible avec l'intégrité des arcs intercostaux.

Il est indiqué d'y avoir recours encore même avant cette époque, lorsque l'étendue de la cavité suppurée, la rétraction et la fixation du poumon vers son hile par l'organisation déjà solide de fausses membranes, lorsque l'épuisement des forces du malade fait prévoir que la guérison spontanée tarderait trop à se faire, pour que le patient put en faire les frais. Dans de semblables conditions on pourra procéder à la résection quatre ou six semaines après l'ouverture de la plèvre, quelquefois même plus tôt. »

3° *Etat du milieu.* — Si pendant longtemps on a ainsi redouté les suites d'une opération consistant à ouvrir un foyer purulent pleural à cause des complications noso-comiales, actuellement grâce à l'emploi rigoureux de l'antisepsie, on a rarement l'occasion d'observer l'infection purulente et l'érysipèle. Toutefois, on devra tenir compte de l'état du milieu dans les services hospitaliers encombrés et apporter un soin extrême à l'application des règles de la méthode Listérienne. Nous pensons en effet que l'intervention chirurgicale peut avoir lieu quel que soit le milieu dans lequel on se trouve, si les conditions antiseptiques se trouvent réunies.

---

(1) *Bulletin de la Société de Chirurgie et de Médecine,* 1883-1884.

CONTRE - INDICATIONS

Les contre-indications ressortent de ce que nous avons dit précédemment. Il est bien rare que la résection costale doive être pratiquée d'emblée ou du moins après quelques ponctions. On s'expose, en intervenant trop tôt, à faire une intervention inutile ou inefficace. On ignore à ce moment quel sera le retrait de la cage thoracique, et s'il suffira à lui seul à la guérison spontanée après évacuation du pus.

Si l'on enlève à ce moment une certaine étendue d'arc costal, on pratique en somme une résection qu'on aurait peut-être pu éviter. D'un autre côté, on ignore toujours, pour la même raison, si l'étendue et le nombre de côtes réséquées sont suffisants pour mobiliser la paroi extérieure de l'abcès. Après avoir réséqué d'emblée 5 centimètres, par exemple, d'une ou plusieurs côtes, on peut se trouver ultérieurement obligé de pratiquer une nouvelle opération plus étendue, la première étant restée inefficace. Aussi semble-t-il qu'à part quelques faits exceptionnels, on doive attendre l'effet produit par l'incision. Cependant la nécessité de donner une large issue aux épanchements purulents abondants, mais déjà ponctionnés à diverses reprises, sera indiquée par l'état du malade et peut conduire à la résection costale.

La difficulté de savoir exactement quelle doit être l'étendue de la résection, ressort de l'examen des faits publiés. Nous voyons, en effet, souvent les chirurgiens obligés de recourir à des opérations multiples et réitérées. Nous pensons cependant qu'il faut éviter des résections parcimonieuses dans la plupart des cas. Néanmoins il ne faudra pas suivre le procédé de M. Schede, de Berlin.

Dans une discussion de la Société de chirurgie au mois d'avril 1884, nous trouvons les contre-indications formulées de la façon suivante par M. Marc Sée :

1° Dans les cas de petites fistules qui donnent issue à peu de pus et où l'on peut obtenir la guérison sans opération ;

2° On devrait s'abstenir, dans les cas où le malade est épuisé, extrêmement affaibli, et que son état inspire des craintes d'une fin prochaine ;

3° La contre-indication est relative à la capacité de la cavité suppurante un litre de liquide ; aucune espérance de guérison. Il faudrait désosser, pour ainsi dire, la cavité thoracique pour obtenir le résultat désiré.

Nous ajouterons enfin que l'existence des lésions pulmonaires, cardiaque ou rénale, l'affaiblissement trop grand du malade sont les seules causes contre les contre-indications que l'on puisse tirer de l'état général.

TRAITEMENT

Avant de recourir au manuel opératoire, on doit sonder la cavité pleurale. C'est au moyen d'une sonde bien aseptique, qu'on devra l'explorer. C'est en ces termes que s'exprime M. Bouilly : « En dirigeant, dit-il, le bec de la sonde vers les différents rayons de la cavité, en marquant sur la peau les points correspondants où se trouve le bec de l'instrument, en mesurant les longueurs introduites dans différents sens, on pourra se faire ainsi une idée de la forme et des dimensions de cette cavité. » Il est bien entendu que ces recherches seront faites avec une extrême prudence, afin de ne pas déterminer de lésions du côté des organes avoisinant la poche purulente, mais on pourra aussi connaître le volume de la poche au moyen de lavages intra-pleuraux, d'après la quantité de liquide que pourra contenir la poche purulente, après l'évacuation du pus qui y était renfermé.

A l'aide de ces explorations, la longueur des côtes à enlever doit correspondre à la distance qui existe entre la plèvre pulmonaire et la plèvre pariétale. La rétraction thoracique se fait ainsi graduellement, et l'incurvation des parois costales est suivie d'une guérison plus prompte à cause de son affaissement graduel et plus rapide. Pour faciliter les investigations, on peut avantageusement utiliser l'éponge préparée, ou, mieux encore, les tiges de laminaria qui détermineront la dilatation des trajets fistuleux un peu étroits et difficilement accessibles.

Quand on connait toutes ces données, il s'agit de savoir de quelle manière les lambeaux doivent être faits. Ordinairement, ce sont des incisions multiples et parallèles aux côtes. On trace d'abord sur la partie moyenne de l'arc costal une incision, aux extrémités de laquelle on fait partir deux incisions perpendiculaires que l'on prolonge suivant que l'on veut avoir un lambeau à base supérieure ou à base inférieure (1). Quelques chirurgiens, entres autre M. Lucas Championnière, font des incisions courbes pour former un grand lambeau à base supérieure qui vient se terminer presque en pointe au niveau de la fistule.

---

(1) *Bulletin de la Société de Chirurgie,* 1884.

Ils relèvent ce lambeau pour découvrir une large portion de la cage thoracique, font une incision transversale sur la côte inférieure jusqu'à l'os, le dénudent avec une rugine, et le coupent avec une pince de Liston, en trois fois. D'autres chirurgiens ont conseillé de faire des lambeaux trapézoïdes, quadrilatères, losangiques, en J renversé, ou bien des incisions longitudinales, passant par la fistule, correspondant à peu près à la partie moyenne de la cavité purulente, et allant rencontrer, par leurs extrémités, et environ à leur milieu, deux incisions transversales, une supérieure et une inférieure, les trois incisions présentant à peu près la forme d'un H.

C'est encore aux incisions multiples et parallèles qu'ont recours les chirurgiens, ils évitent par ce dernier procédé, l'accumulation du pus sous le lambeau.

Doit-on pratiquer, en même temps que la résection costale, l'ablation du périoste qui recouvre la portion osseuse enlevée ? Il est permis de se poser cette question, étant donné ce que nous connaissons de le régénération des os. Dans l'ouvrage de M. Ollier, nous lisons : « La régénération des os peut être obtenue. Les chirurgiens Textor et Karavayew ont constaté le résultat de l'opération par l'examen cadavérique. Les malades avaient succombé plusieurs années après la résection. Larghi (Rescisione delle costale, 1847, in-8°,

Torino) a observé une belle reproduction chez un enfant auquel il avait enlevé, sur une étendue de deux pouces et demi, la partie moyenne des 7ᵉ, 8ᵉ et 9ᵉ côtes. Cette opération fut suivie d'une régénération exubérante. Au lieu de traînées osseuses distinctes, il s'était reproduit une plaque osseuse formant une espèce de cuirasse. L'ossification dépasse souvent, en effet, dans ces cas-là, les limites du périoste enflammé ; il se forme des prolongements dans les muscles intercostaux, et il en résulte une masse plus large que l'os enlevé. Ces ossifications se rencontrent quelquefois à l'autopsie des sujets atteints de carie costale, qui ont succombé à une autre affection, à l'affection tuberculeuse par exemple ».

La conduite des chirurgiens a été bien variable, les uns enlevant le périoste, les autres le respectant. La résection doit comprendre, dans certains cas, non seulement des fragments de côtes, mais encore le périoste, d'autant plus qu'il arrive parfois de trouver, si on fait une seconde opération, non seulement le rapprochement des côtes, mais des jetées, et des reproductions osseuses telles, qu'il est impossible de pouvoir trouver le point sectionné ; et même quelquefois, la restauration des fragments costaux est tellement rapide, que le drainage ne peut pas être gardé longtemps. M. Schede, de Berlin, a même imaginé d'enlever une portion de la cage thoracique tout entière, pour transformer la plèvre en une large cavité ouverte, et pouvoir appliquer directement la peau contre la paroi pulmonaire. D'après lui, l'affaissement serait plus rapide.

M. Berger a montré aussi que la résection costale la plus étendue n'avait pas de retentissement sur l'état du malade, et que jamais la mort n'avait été attribuée à l'intervention chirurgicale. Et pourtant un grand nombre de chirurgiens ne sont pas de cet avis; d'après eux, il ne faut jamais intervenir quand la cavité suppurante est trop vaste, parce que les délabrements seraient très considérables (1).

De nombreux chirurgiens ont aussi accepté la résection costale, mais complétée d'une véritable abrasion de la plèvre malade, faite soit avec la curette, soit au besoin avec les ciseaux et le bistouri boutonné. Cette opération doit être surtout faite quand il s'agit de pseudo-menlvances épaisses, formant de poches plus ou moins indépendantes et contenant un liquide fétide, cause de la septicémie. Rien ne sera donc plus urgent que de faire une plus large résection pour donner issue au liquide épanché, puisque sa présence peut occasionner des désordres considérables et même entraîner la mort du malade que consume la fièvre hectique née de l'irritation interne et de l'absorption de l'épanchement purulent.

---

(1) *Bulletin de la Société de Chirurgie*, 1884.

Ce sera donc surtout, quand on aura affaire à des pleurésies rebelles qui ont dépassé à peine trois mois, qu'on aura recours à une résection costale aussi étendue que possible, d'après les dimensions données par la cavité pleurale.

Nous sommes portés à croire, d'après les observations cliniques, qu'il vaut mieux enlever trop que trop peu. Nous pensons cependant d'une manière générale qu'on devra faire la résection sous-périostée chez l'adulte. Le manuel opératoire est très simple : il n'y a pas d'hémorrhagie par cette méthode. Si on fait cette opération chez l'enfant, il faudra enlever du tissu périostal (1), surtout si le malade avait eu auparavant une bonne santé. Autrement l'occlusion de la fistule se ferait trop vite, à cause de la régénération osseuse trop rapide. Ce procédé dans certaines circonstances est de stricte nécessité. Nous avons vu plus haut pour quel motif.

L'opération dépend, d'une part, de la constitution du malade ; d'autre part, des données fournies par une sonde bien aseptique pour enlever le fragment costal.

---

(1) Observation VIII.

MANUEL OPÉRATOIRE

Nous décrirons très-succinctement le procédé opératoire.

1. Incision de la peau et du tissu cellulaire sous-cutané (diverses variétés de lambeaux).

2. Dénudation de la face externe de la côte avec la rugine. (La rugine sert d'élevatoire pour écarter les côtes les unes des autres et permettre le passage de la pince de Liston coudée.)

3. Dénudation des bords supérieur et inférieur.

4. Dénudation en un point de la surface interne de la côte avec la sonde rugine.

5. Passage de la sonde rugine de M. le Professeur Ollier.

6. Dans la gouttière de la sonde rugine, section de la côte avec la pince de Liston coudée.

7. Etendre ensuite la dénudation de la surface interne de la côte dans les deux sens en soulevant avec un davier chacun des fragments au niveau du point de section.

8. Section aussi longue que possible de chaque côté.

9. Ligature des artéroles musculaires.

10. Compression au niveau des bouts des côtes réséquées : de cette sorte arrêt d'hémorrhagie.

11. Perforation de la plèvre ou agrandissement de l'orifice fistuleux, s'il existe pour l'introduction d'un tube de fort calibre.

12. Ruginer et gratter hardiment, s'il est nécessaire, la plèvre épaissie.

13. Hemostase.

14. Drainage.

Cas exceptionnels. — Enlever la côte sans la dénuder de son périoste, en faisant les mêmes incisions et hémostase.

Il est bien entendu qu'avant l'opération les mains du chirurgien et de ses aides seront lavées et passées dans une solution d'acide phénique. L'endroit à opérer sera aussi savonné et lavé avec le même désinfectant.

PANSEMENT ANTISEPTIQUE

Il s'agit de faire un pansement minutieusement antiseptique, après avoir pratiqué la résection :

c'est un des points les plus essentiels de l'opération, si on veut la mener à bien. Il comprend :

1° Le lavage ;

2° Le drainage ;

3° L'occlusion la plus complète de la plaie et de son pourtour.

1° *Lavage.* — On s'est demandé quel était le meilleur désinfectant ? C'est sans contredit la solution phénique ; mais il y a toujours quelque danger à s'en servir, quand on a à laver une cavité dans des conditions telles qu'on ne puisse pas être sûr de retirer tout le liquide injecté. On s'est vu alors obligé de recourir à d'autres agents :

L'acide borique 2 à 15 o/o (solution la plus inoffensive) ;

L'acide salicylique 3 o/o ;

Le sulfate de zinc 15 à 20/000 ;

Le chlorure de zinc 5 o/o ;

Le nitrate d'argent 1 à 2/150.

Ce sont ces solutions qu'on emploie le plus souvent.

Les opinions sont très partagées relativement à la fréquence des lavages. Les uns veulent qu'ils soient répétés ; d'autres n'en veulent qu'un seul.

Le but qu'on se propose en les faisant est d'évacuer l'épanchement purulent et de détruire sa putridité. Ce sont eux qui, employés intelligemment, exercent une grande influence sur le cours de la maladie et empêchent la fièvre hectique de se manifester. L'examen des urines devra être fait très minutieusement. Leur coloration noire survenant après des lavages phéniqués avertira le chirurgien de l'imminence de l'intoxication. On en acquierra la certitude, si le malade a des nausées, de la céphalalgie intense, avec sensation de serrement de la tête, de l'inappétence et un état d'affaiblissement général. Il sera alors de stricte nécessité d'abandonner le liquide primitivement employé et de choisir de préférence la solution boriquée, absolument inoffensive.

Il peut se faire chez le malade une intoxication lente qui, si elle n'est pas arrêtée à temps, peut lui causer la mort.

Ces irrigations intrathoraciques peuvent occasionner des désordres considérables dans l'organisme déjà altéré. Faites avec un jet trop fort, elles peuvent produire la syncope, et des accès épileptiformes. « D'après M. Dumontpallier, ces accès sont provoqués par l'établissement d'une pression exagérée dans la plèvre, lorsqu'on introduit une quantité de liquide trop considérable. Quand on procédait au lavage de la plèvre avec des injections phéniquées, alcoolisées ou iodées, le malade ressentait un malaise général avec vertiges et coloration rouge de la peau de la face et de la paroi antérieure de la poitrine. Une fois les accidents furent plus accusés, et immédiatement après le lavage pleural, le malade eut une syncope avec trismus et écume de la bouche ».

M. Lépine eut dans son service un malade qui, après une injection d'eau alcoolisée, eut une syncope suivie d'un état asphyxique avec contracture des deux membres supérieurs du côté correspondant de l'empyème.

M. Leichstentein a vu à la Clinique chirurgicale de Munich une syncope menaçante se produire pendant un lavage de la plèvre avec l'irrigation.

Le 19 août 1876, M. Leudet, de Rouen, lut un Mémoire sur certains accidents d'anémie cérébrale survenus à la suite de l'opération. Ils étaient dus à l'irritation de la plèvre dans les opérations d'empyème.

MM. Maurice Reynaud de Paris et Gayet de Lyon ont mentionné certains accidents nerveux dans les maladies pleurales et même pulmonaires. M. Leudet rapporte l'observation d'un malade ayant subi l'opération de l'empyème, chez lequel l'irritation de la plèvre, tantôt par le frottement d'une canule à demeure, tantôt à la suite de lavages de la plèvre, avait donnée lieu à un engourdissement et à des douleurs de la main droite, alors que la fistule pleurale siégeait à gauche, à de l'aphasie transitoire et à des troubles bi-latéraux du côté de la vision. Ces troubles parétiques peuvent occuper le côté malade, ainsi qu'il résulte des observations de M. Lépine. Ces phénomènes sont de nature réflexe.

La plèvre serait un point d'irritation, une sorte de zone épileptogène dont l'irritation amènerait l'anémie cérébrale capable de produire des réflexes se produisant par l'engourdissement, des douleurs à la main (même côté ou côté opposé) par l'aphasie transitoire et des troubles bi-latéraux du côté de la vision ». (*Lyon Médical* 1876).

« Aux symptômes indiqués par M. Leudet, M. Houzé de l'Aulnoit ajoute des douleurs névralgiques arrachant des cris aux malades et persistant 7 à 8 heures à la suite des injections pleurales. » (3 septembre 1876. *Lyon Médical*).

2° *Drainage.* — On entend par drainage l'écoulement facile de l'épanchement purulent à l'extérieur. Pour l'obtenir, on a eu recours aux canules à demeure, aux canules en métal ou caoutchouc, au drainage imaginé et employé par Chassaignac, au Syphon de Potain, au drainage sous-aqueux et aux tubes en caoutchouc (1). « C'est M. Chassaignac qui fit valoir l'un des premiers l'utilité du drainage dans le traitement des fistules pleurales. Il eut l'occasion d'en montrer l'efficacité au sujet d'un malade dont parle Briquet en 1865. Ce dernier, dans une discussion à l'Académie de Médecine (18 juillet 1865), parle d'une fistule de ce genre qui durait depuis des années, un jour on

------

(1) *Bulletin de la Société de Chirurgie et de Médecine*, 1884.

laissa tomber un stylet dans cette fistule et ce stylet ressortit par le point le plus déclive de la cavité suppurante. La contre-ouverture qui résulta de cet accident suffit pour assurer la guérison du malade. »

Nous voyons donc que le drainage est de la plus grande importance et qu'il est destiné à empêcher au pus de séjourner dans la cavité pleurale et de s'y altérer. Celui qui est actuellement employé dans nos hôpitaux est le tube en caoutchouc sur lequel on a fait plusieurs boutonnières au moyen de ciseaux pour faciliter l'évacuation du pus. Suivant les circonstances on sera obligé d'introduire dans le sac purulent un ou plusieurs drains ; plus ils sont nombreux, mieux se manifestera le succès de l'opération. Ces drains, avant de s'en servir, seront lavés dans l'acide phénique pour ne pas être la cause de la septicémie. Placés dans la cavité pleurale, ils seront retenus à l'extérieur soit à l'aide de fils fixés sur le corps au moyen du collodion, soit avec des épingles de nourrice, etc. On fera des injections par ces tubes, et, aussitôt que la solution s'écoulera de la plaie en ayant la même couleur qu'elle avait auparavant, on fera, après avoir lavé toutes les surfaces contiguës, le pansement.

3° *Pansement* (1) — Il se compose d'une couche épaisse de 2 à 4 pouces de gaze de Lister, recouverte par une enveloppe de coton salicylé, d'une épaisseur de 1 à 2 pouces ; la couche de gaze et de coton recouvre le côté entier de la poitrine. Par-dessus on place une large pièce de Mackintosh et on entoure le corps d'une série de bandes roulés pour maintenir le pansement en place.

— Il s'agit de savoir à quelle époque on sera obligé de le renouveler. C'est le bandage qui en sera l'indication formelle, puisque la cavité pleurale n'est qu'un vaste abcès. Aussitôt que le pansement sera traversé par le liquide purulent, ou bien qu'on sentira une odeur fétide, on le renouvellera de la même manière qu'on l'avait fait de prime-abord et on diminuera les drains si la cavité s'est rétrécie.

On ne doit pas songer seulement à l'état local, mais encore à l'état général. On soutiendra donc les forces du malade et on lui relèvera le moral.

---

(1) *The American Journal of the Médical Sciences.* — Année 1881, page 370.

RÉSULTAT

La méthode de Lister a contribué beaucoup à cette nouvelle intervention chirurgicale. La statistique de la mortalité sur l'empyème, le démontre suffisamment; elle se déroule de la façon suivante, à partir de l'année 1872.

La mortalité était en :

1872	Moutard-Martin . .	29,4 o/o
1874	Ewald	46 o/o
1876	Peyrot	20 o/o
1877	Goodhart.	33 o/o
1881	Robert	40 o/o
1883	?	12 o/o

C'est donc à partir de l'année 1883 que les succès ont été les plus nombreux; ils sont attribués aux pansements antiseptiques, à juste titre.

Si maintenant nous passons en revue à partir de quel âge l'opération de l'empyème faite jusqu'en 1874, a eu le plus de réussite, nous voyons que c'est surtout de 14 à 20 ans.

Nous trouvons que la mortalité est de :

32,4 o/o, de 14 à 20 ans.
36,6 o/o, de 20 à 30 ans.
45   o/o, de 30 à 40 ans.
56   o/o, de 40 à 50 ans.
54   o/o, de 50 à 60 ans.
40   o/o, de 60 à 70 ans.

Nous voyons que la réussite a lieu le plus souvent entre 14 à 20 ans. La mort, quand elle a lieu, est due à la tuberculose du poumon, à la péricardite, à la pneumonie, à la méningite tuberculeuse, etc.

D'après les observations cliniques, la mortalité :
De l'empyème droit serait de. . . 59 o/o.
De l'empyème gauche serait de. . 36 o/o.

Nous constatons aussi que la pleurésie est plus fréquente à gauche qu'à droite.

Nous remarquons encore que la mortalité est de 33 o/o dans les épanchements sero-fibrineux.

De 26 o/o dans les épanchements purulents.

(1) De 1874 jusqu'à l'époque actuelle, nous constatons que la mortalité de l'empyème gauche, après la résection costale, est de 15 o/o.

Et celle de l'empyème droit est de 45 o/o.

---

(1) Thèses Mouton, 1833. — Peyrott, 1876. — Kraft, 1884. — Chaballier, 1875.

La mort est due aux causes dont nous avons déjà parlé, et non aux suites de l'opération.

Nous remarquons qu'il existe sur 100 cas de guérison pour pleurésie gauche,

> 63 cas de guérison absolue,
> et 37 cas d'amélioration avec fistules.

Et que sur 100 cas de guérison pour pleurésie droite, il existe

> 25 guérisons absolues,
> et 75 avec amélioration et |persistance de fistules.

Nous avons fait cette classification d'après une moyenne prise dans les observations cliniques que nous avons pu recueillir.

Nous croyons presque certain, d'après ces données, que la résection costale est appelée à se généraliser même dans les pleurésies de date récente, puisque l'opération par elle-même est tout à fait inoffensive avec la méthode Listérienne. Chez l'enfant, elle sera utile comme intervention chirurgicale dans les cas de fistules qui tendraient à se fermer trop rapidement, par suite de la production de jetées osseuses provoquées par l'irritation due au drainage.

On peut aussi attribuer l'insuccès de ces fistules à la résection trop parcimonieuse des fragments costaux. Il nous semble que si cette opération était faite d'une manière progressive, leur guérison aurait lieu plus souvent, et nous ne verrions pas ces déformations de la cage thoracique et ces dépressions.

L'obstacle à la guérison des fistules, c'est d'une part la persistance de la cavité, le thorax s'affaissant moins facilement chez l'adulte que chez l'enfance, et d'autre part l'éburnation des os. Mais il ne faudrait pas non plus faire des résections trop étendues, comme le conseille M. Shède, de Berlin, parce que, l'écartement étant trop considérable ; les fragments sectionnés ne pourraient pas se rejoindre.

M. Hermann de Mulhouse conclut avec M. Berger que l'on ne doit pas opérer, quand le poumon est fermement adhérent à la partie postérieure de la cage thoracique. Probablement les succès seraient plus nombreux, si l'on se contentait d'une mesure moins radicale ou si on avait fait des résections partielles au lieu d'une seule opération.

Ces insuccès sont dus à la persistance d'une vaste ouverture de la paroi thoracique.

(Le cas publié le 23 avril 1884 à la Société de Chirurgie en est la preuve. — *Résection des côtes dans l'empyème*) M. Hermann mesura l'écartement des fragments costaux, il trouva que le fragment de la

3ᵉ côte enlevé	0,07	avait un écartement,	0,04	
4ᵉ —	0,09	—	0,06	
5ᵉ —	0,10 1/2	—	0,07 1/2

6ᵉ	—	0,10	—	0,07
7ᵉ	—	0,09 1/2	—	0,07 1/2
8ᵉ	—	0,09	—	0,06

M. Hermann conclut qu'on ne devrait pas faire des résections trop considérables, parce que l'ouverture de la paroi thoracique persisterait très longtemps et peut être ne se fermerait jamais.

La résection costale doit être faite d'après des données mathématiques exactes ; on doit donc mesurer la distance qui existe entre la plèvre pulmonaire et la plèvre pariétale, porter la longueur sur la côte et pratiquer la résection plutôt en arrière de la ligne axillaire afin de faciliter l'écoulement du pus. On a ainsi ouverture et contre-ouverture dans la plupart des cas, puisque la fistule se trouve sept fois sur dix sur la partie antérieure du thorax. Ce procédé fait sous l'antisepsie la plus rigoureuse, amènera une amélioration prompte dans les cas de pleurésies purulentes à forme très rebelle.

CONCLUSIONS

1° La résection costale ne saurait en elle-même être considérée comme une opération grave, quand elle est faite antiseptiquement.

2° Les indications se posent dans deux catégories de cas différents.

Ou il existe une fistule pleurale.

Ou bien il n'en existe pas.

a. Dans le cas où il n'existe pas de fistule et où l'empyème est indiqué, faut-il le faire suivre de la résection costale ? La question n'est pas douteuse lorsque le rapprochement des côtes est tel qu'on ne peut pas pénétrer dans la cavité pleurale. En dehors de cette circonstance, il est difficile de dire s'il faut faire d'emblée la résection costale. Peut-être faut-il établir une différence d'après les âges ? Chez l'enfant, où l'empyème simple est souvent suffisant pour obtenir la guérison et où la résection peut entraîner une difformation plus considérable de la poitrine, il nous semble qu'on pourrait se contenter de l'empyème.

A un âge plus avancé, adolescents et adultes, vu l'innocuité de la résection en elle-même et le nombre plus considérable des cas où l'empyème est insuffisant, nous croyons rationnel de faire suivre l'empyème de la résection costale. Cependant nous formulons cette conclusion avec une extrême réserve.

b. Dans le cas où il existe une fistule pleurale, la résection nous paraît indiquée toutes les fois qu'un espace de temps suffisant (3 à 6 mois) aura démontré qu'on n'a pas à espérer la guérison naturelle.

Il est entendu que l'opération peut être contre-indiquée du fait de l'état général du sujet.

3° Nous croyons que la résection doit porter sur une plus grande étendue et sur un plus grand nombre de côtes qu'on ne l'a fait dans bien des cas, si on veut éviter les guérisons aussi incomplètes.

Lyon, Impr. Bellon, 33, r. de la République.

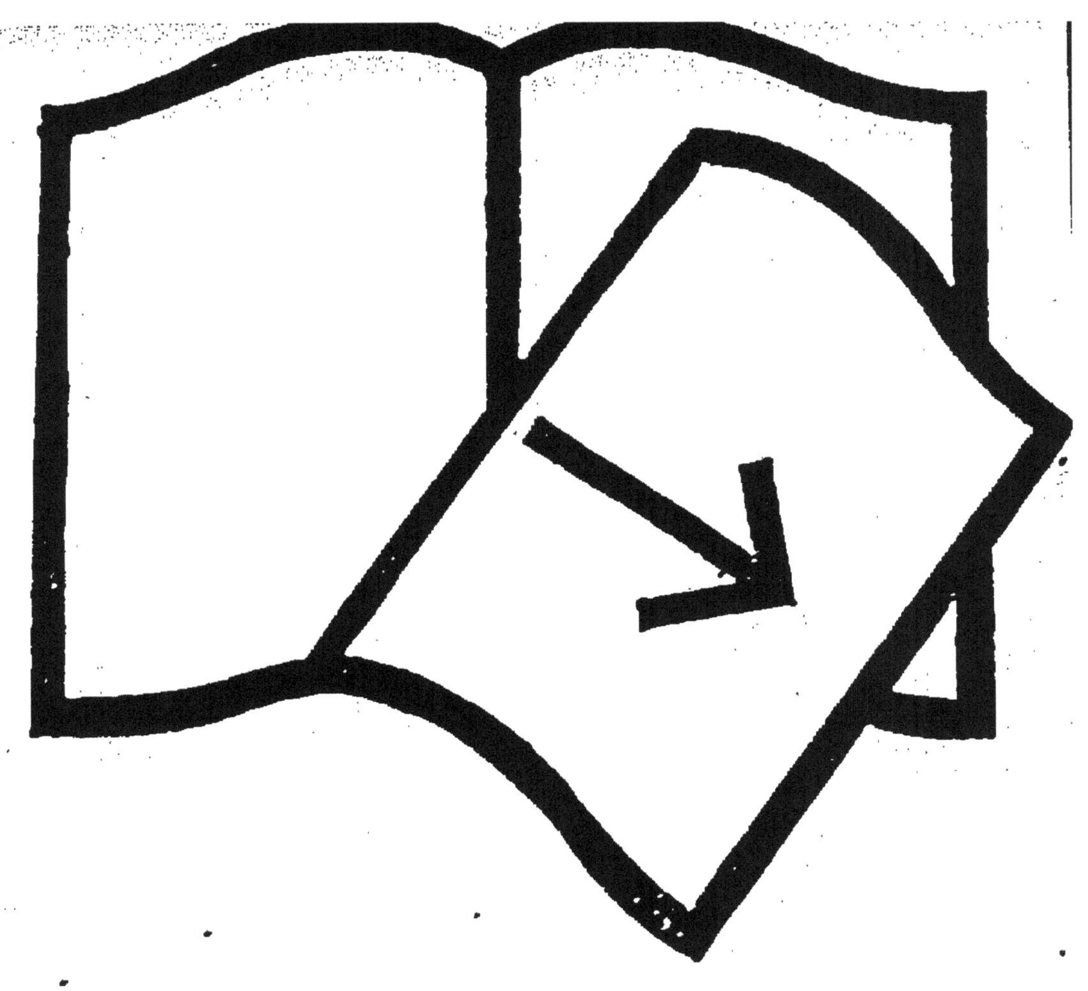

Documents manquants (pages, cahiers...)

NF Z 43-120-13

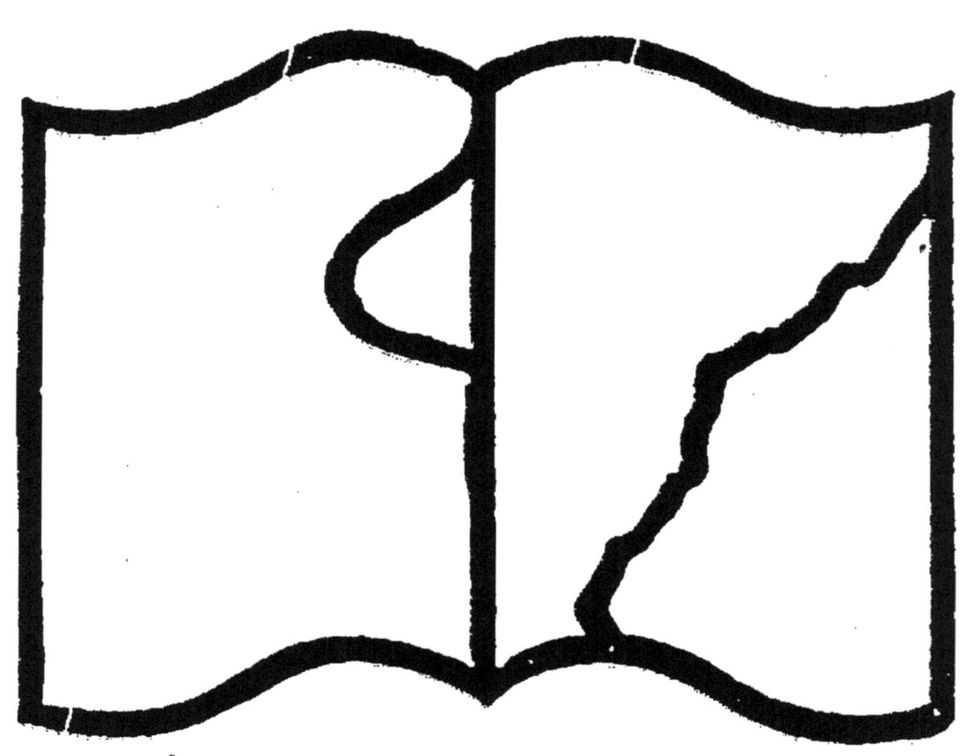

Texte détérioré — reliure défectueuse

NF Z 43-120-11